Dr. med. Georg Weidinger

FREI *und* GLÜCKLICH

durch die Heilung der Mitte

KNEIPP
VERLAG WIEN

Inhalt

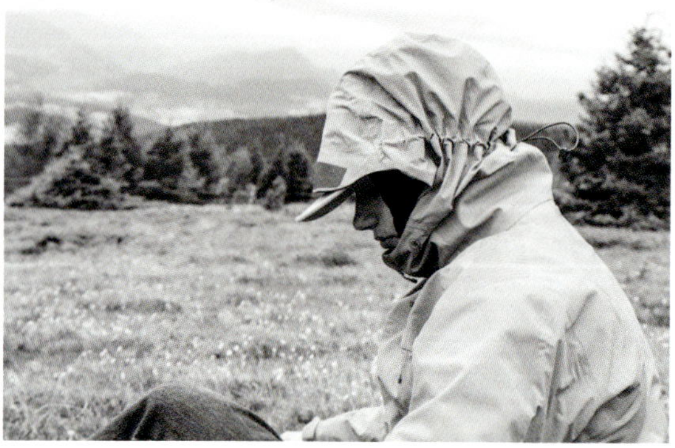

... für Daniel

Frei und glücklich, wären wir das nicht alle gerne? Streben wir nicht alle nach Freiheit, Selbstbestimmung, Gesundheit, Zufriedenheit und Glück? Ist es nicht das, was ein Mensch normalerweise in seinem Leben erreichen möchte? Einfach glücklich sein.

Fahren Sie einmal in der Früh zur Stoßzeit in einer Großstadt mit der U-Bahn, zum Beispiel in Wien oder in Berlin. Wenn sich dann massenhaft Menschen in die einzelnen Waggons drängen, man sich gegenseitig vorwärts schiebt, um ja noch mitgenommen zu werden, sieht da irgendjemand glücklich aus? Wie viele von diesen Menschen sind ihrem Lebensglück wirklich nahe und wie viele von ihnen funktionieren einfach, machen einfach so weiter?

Denken Sie an Ihre Kindheit zurück – ich hoffe, es war eine schöne Kindheit mit vielen glücklichen Momenten. War da Glücklichsein nicht viel leichter? Und was haben Sie damals zum Glücklichsein gebraucht? Nicht viel, oder?

Fast täglich stelle ich mir als Arzt in meiner „Landarztpraxis für Chinesische Medizin“ diese große Frage: „Warum sind bei uns so wenige Leute glücklich?“ Daraus ergeben sich viele weitere Fragen: Warum sind wir nicht zufrieden? Warum streben wir nach immer mehr? Was ist der Grund dafür, dass sogar Jugendliche unglücklich und perspektivenlos sind? Und was kann ich als Arzt, Mensch und Mitmensch tun, um dem entgegenzuwirken?

Das Gefühl, frei zu sein, hat ganz viel damit zu tun, ob man glücklich ist oder nicht. Oft büßen wir auf der Suche nach Glück sogar viel unserer Freiheit ein. Wir gehen zum Beispiel nach der Arbeit ins Fitnessstudio, um den perfekten Körper zu bekommen, weil wir glauben, dass wir glücklich sind, wenn wir das geschafft haben. Oder wir kaufen uns ein neues, tolles Auto, weil uns das kurzfristig glücklich macht, müssen dafür aber in Kauf nehmen, mehr zu arbeiten, um mehr zu verdienen. Oder wir machen wunderbare Fernreisen auf der Suche nach dem Glück in der Welt da draußen, träumen danach aber vielleicht von dem wunderbaren Ort und bestreiten mit der Sehnsucht „auszusteigen“ unseren grauen Alltag zu Hause unglücklich weiter. Oder jemand konsumiert Drogen wie Zigaretten, Alkohol oder Cannabis (ganz zu schweigen von härteren Drogen), um seiner oder ihrer Alltagswelt zu entfliehen und diese kurzzeitig zu vergessen. Doch wie lange währt dieses scheinbare Glück wirklich? Der Gedanke an den unvollkommenen Körper, an das nächste noch tollere Auto oder die Sehnsucht nach der Ferne oder einfach nach der nächsten Zigarette machen uns unfrei und verhindern unser Glück im Jetzt.

Wie werden wir nun glücklich? Wie lösen wir dieses Dilemma? Einfach wieder Kind zu sein, keine Verantwortung zu tragen, kein Geld verdienen zu müssen, geht leider nicht. Und was bedeutet überhaupt „Glück", vor allem, **was bedeutet Glück für Sie?**

Die Medizin bewirkt Glück, wenn sie Krankheit idealerweise heilt und Leid mildert. Demgemäß ist die Abwesenheit von Leid und Krankheit dann wohl gleichbedeutend mit Glück. Einmal „repariert" und dann ist man wieder glücklich? So leicht geht es leider nicht, wie Sie vielleicht aus eigener Erfahrung wissen ...

Die Psychologie verhilft zu Glück, indem sie seelische Traumata auflöst, psychische Probleme beseitigt sowie bei Störungen, die außerhalb der Norm liegen, Abhilfe schafft und dadurch Unglück beendet. Wir behandeln also alles Negative aus der Psyche, wodurch diese wieder positiv wird. Nun gibt es wahrlich vieles, was uns unglücklich macht: Neid steht dabei ganz oben. Wir wollen Dinge haben, die andere haben. Wir wollen so sein, wie andere sind. Warum er und nicht ich? Warum sie und ich schon wieder nicht? Genau so funktioniert die Werbung heute: Sie zeigt uns Dinge, die wir haben wollen und kaufen sollen, sowie Menschen, denen wir nacheifern sollen. Diese Bilder machen uns aber in Wirklichkeit nur unglücklich. Aber dieses Unglück ist der Motor der Wirtschaft.

Doch auch andere negative Emotionen wie Angst, Wut oder Trauer verhindern, dass wir glücklich sind. Angst raubt uns die Sicherheit sowie die Perspektive für die Zukunft. Wut hingegen entsteht heute oft dann, wenn man hinter die Fassade unserer Gesellschaft mit all ihrer Ungleichbehandlung und ihren Ungerechtigkeiten blickt. Trauer über den Verlust von geliebten Menschen oder hervorgerufen durch ein Unglück wiederum lässt das Glück ebenfalls in weite Ferne rücken ...

Freiheit und Glück entstehen dort, wo man seine Talente und Begabungen ausleben kann und bei seiner Tätigkeit das Gefühl hat, nicht im klassischen Sinne arbeiten zu müssen. Wer das tut, was er oder sie liebt und gut kann, wofür er oder sie „geboren“ ist, kann ohne große Anstrengung „tätig sein“.

Freiheit und Glück entstehen dort, wo all unsere Gefühle im Gleichgewicht sind, wo wir alles ausleben und ausdrücken dürfen und jedem Zustand seine eigene Zeit einräumen können.

Freiheit und Glück entstehen dort, wo Zufriedenheit herrscht und man die Ruhe in sich entdeckt.

Freiheit und Glück entstehen dort, wo es kein Begehren gibt.

Freiheit und Glück entstehen dort, wo man das Unglück und Leid hinter sich gelassen hat und man mit einem Lächeln in die Zukunft blicken kann.

Tatsächlich kann man im Körper Veränderungen beobachten, wenn jemand Glück empfindet: Im Gehirn ist etwa der Spiegel des Hormons Oxytocin erhöht, wenn man verliebt ist. Wenn man ausgeglichen und zufrieden ist, wird vermehrt Serotonin ausgeschüttet. Dopamin wiederum führt zu einem gesteigerten Antrieb und positiven Tatendrang, und die Endorphine rufen ein Gefühl von Euphorie hervor und unterdrücken die Angst. Das klingt doch nach dem perfekten Glückscocktail, oder? Doch ist jemand wirklich glücklich, wenn man ihm nun all diese Hormone spritzt? Auf kurze Sicht vermutlich schon. Bei einem „Hochgefühl“ ist die gesamte Stoffwechselaktivität des vorderen Teils des linken Vorderhirns erhöht sowie das vegetative Nervensystem des gesamten Körpers auf „Aktivität“ geschaltet. Das sind Veränderungen, die man gleichermaßen bei Stress beobachten kann.

Wäre es nicht wunderbar, wenn es eine „Glückspille“ gäbe, die man einfach schluckt und dann alles wieder gut ist und man sich wieder glücklich fühlt? Genau dieser Wunsch treibt Menschen, in der Hoffnung ein Glücksgefühl zu erleben, zum Konsum von Drogen.

Im Jahr 1932 beschreibt Aldous Huxley in seinem Roman „Schöne neue Welt“ (im englischen Original: „Brave New World“) eine Welt, die 600 Jahre in der Zukunft liegt. Dort besteht das höchste Ideal aus genormtem Glück und psychologisch konditionierter Zufriedenheit. Zu diesem Zweck gibt es die Droge „Soma“, die bereits ab der Kindheit verabreicht wird und die die Menschen in einem betäubenden Glücksgefühl hält. Freies Denken wird durch ständige Reizüberflutung im Zaum gehalten und individuelle Freiheit ist abgeschafft. Der Roman erinnert erschreckenderweise an Entwicklungen in unserer heutigen Gesellschaft ...

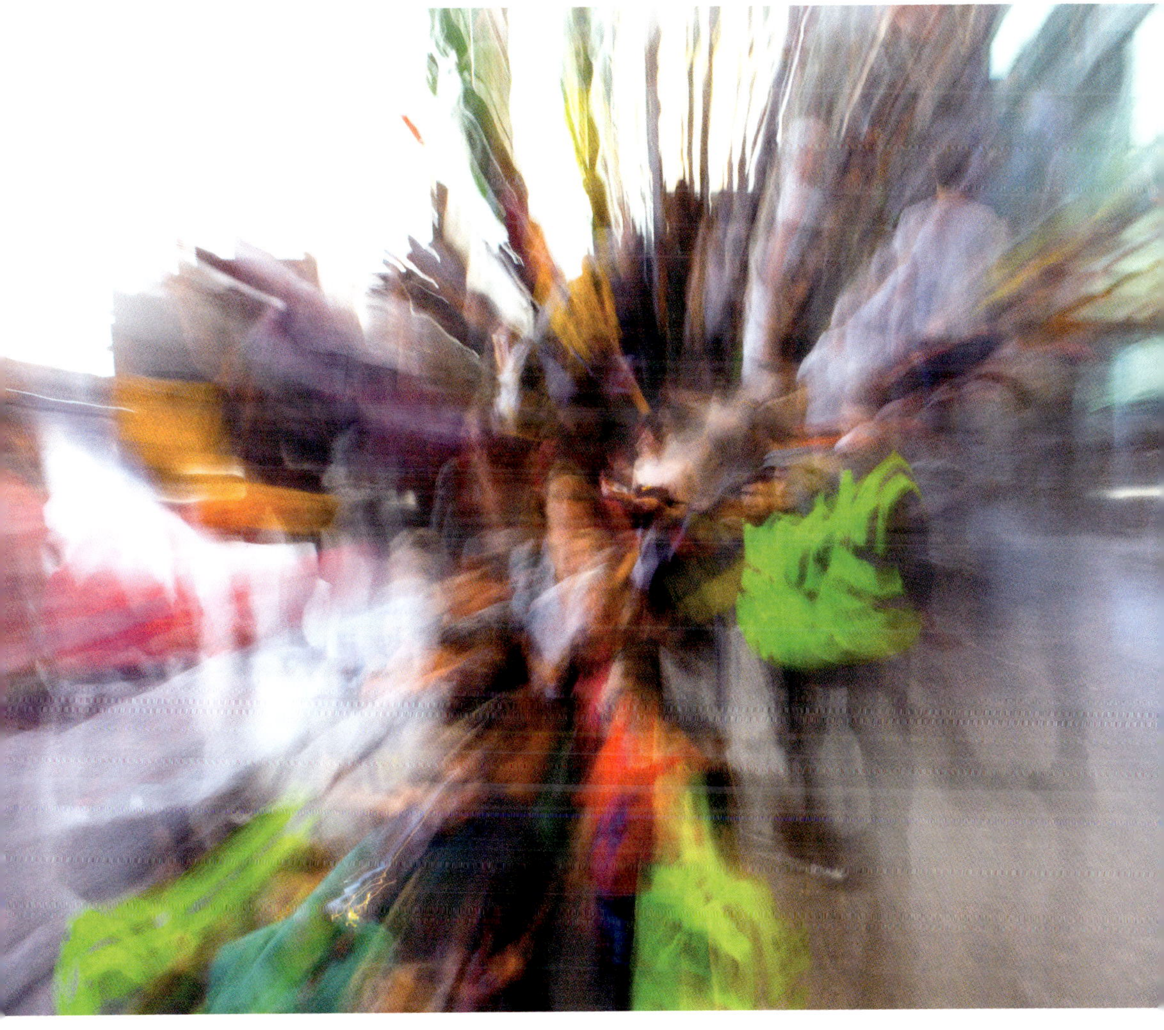

Der Konsum von Antidepressiva, von „Medikamenten gegen das Unglück“, steigt in unserer Welt dramatisch an. Leider ist es nur allzu oft so, dass man lieber täglich eine Tablette einnimmt, um wieder zu funktionieren, anstatt zu hinterfragen, warum es einem so schlecht geht. Antidepressiva helfen einem zwar aus der seelischen Grube, sind aber auf keinen Fall Glückspillen. Sie können einem helfen, das Leben besser zu ertragen und nicht mehr so viel zu empfinden – weder negative noch positive Gefühle. Eine Patientin, Lehrerin von Beruf, hat das gut beschrieben: Sie hielt die Grabrede für eine verstorbene Kollegin, aber durch das Antidepressivum, das sie regelmäßig einnahm, konnte sie keine Trauer empfinden.

Daher möchte ich die Frage nochmals stellen: Wie werden wir wirklich glücklich?

In China und der **Traditionellen Chinesischen Medizin (TCM)** erklärt man sich Glück mit dem Vorhandensein des Geistes „Shen“, der im Herzen wohnt und dann strahlt, wenn es dem gesamten Körper so richtig gut geht und alle Gefühle im Gleichgewicht sind. Im **Buddhismus** wird der Weg hinaus aus dem Leid, welches unweigerlich Teil unseres irdischen Lebens ist, beschrieben. Die **Yogatradition** lehrt uns, nicht an unserem Ich anzuhaften, und zeigt uns viele Übungen dafür, um schließlich Kaivalya, die wahre Freiheit zu erlangen. Und **Mahatma Gandhi** sagt, dass man nur dann glücklich wird, wenn man sich um andere kümmert.

Nicht nur bei Fragen der gesunden Lebensführung, auch hier kann uns also der Blick zu den alten Kulturen in Asien helfen. Um Antworten auf diese Frage zu finden, rücke ich diesmal – anders als bei meinen Büchern, die in dieser Reihe bereits zu Angst, Stress und Depression erschienen sind – yogische Weisheit, die daraus gewachsene buddhistische Philosophie und die damit eng verbunden Praxis der Lebensführung und Meditation in den Vordergrund. Die jahrtausendealten yogischen Erfahrungen hat Buddha einfach und zugänglich zusammengefasst, weil er wollte, dass jeder und jede sie verstehen und anwenden kann.

Genau diesen Wunsch verfolgt auch dieses Buch: Es ist ein Cocktail aus buddhistischer und yogischer Lehre, Wissen der alten Chinesen ebenso wie aus der modernen Neurowissenschaft, Erkenntnissen aus meiner Arztpraxis sowie persönlichen Erfahrungen meines Yoga-Weges und aus meiner täglichen Praxis als Buddhist. Ich habe all das Wissen so zusammengefasst, dass es jeder und jede anwenden kann. Unser Übungsfeld dafür ist der Alltag, jeder einzelne Tag und jede einzelne Begegnung mit anderen Menschen.

In diesem Buch werden Ihnen viele unterschiedliche Begriffe begegnen, die zum Teil etwas Ähnliches, zum Teil auch das Gleiche bezeichnen. Auch ich versuche Ihnen das Wissen in meiner Sprache näher zu bringen. Vielleicht passt eine Version davon zu Ihnen. Nehmen Sie sich intuitiv, was Ihnen sympathisch ist oder finden Sie eigene Worte dafür.

Es ist ein bunter Weg, der vor Ihnen liegt!

Und das Beste von alledem ist: Jeder kann glücklich werden, denn Glücklichsein kann man lernen.

Ein Buch kann nur Inspirationsquelle und Wegweiser sein, gehen dürfen Sie den Weg selbst. Doch wenn Sie viele Wege kennen, können Sie auch viele einschlagen, und die Wahrscheinlichkeit, dass der richtige Weg für Sie dabei ist, steigt drastisch.

Viel Freude auf Ihrem persönlichen Glücks-Weg!

Ihr Georg Weidinger

Einleitung

Wissen verändert erst dann etwas, wenn man sich intensiv damit beschäftigt, wenn man es anwendet und übt. So macht man das mit allen Dingen, die man können möchte. So funktioniert der Yoga-Weg, der Weg des Buddha und jeder Weg, bei dem es wirklich um etwas geht. Darum werde ich Ihnen in diesem Buch eine Reihe von „Übungen des Glücks“ vorschlagen. Bitte machen Sie diese am besten in der angegebenen Reihenfolge. Es kann sein, dass Sie manche Übungen nur einmal machen wollen. Vielleicht spricht Sie eine einzelne Übung aber auch so an, dass Sie diese mehrmals wiederholen oder sogar als Basis Ihrer regelmäßigen Meditation wählen. Auch hier gilt: einfach, aber täglich. Es ist weniger kompliziert, als Sie vielleicht denken. Unter den Übungen finden Sie Schreibimpulse, Meditations-Übungen und auch einige geführte Meditationen, die ich für Sie eingesprochen habe und die per QR-Code für Sie zur Verfügung stehen.

Übung 1: Vorbereitungen

Bitte richten Sie sich ein Heft oder ein kleines Büchlein her, das Ihnen gefällt und in welches Sie Ihre „Übungen des Glücks“ schreiben können. Vielleicht nennen Sie es „Glücks-Tagebuch“, „Notizbuch des Glücks“ oder etwa „Die Reise zu meinem Glück“ und überlegen sich einen Ort, an dem dieses Büchlein gut aufgehoben ist. Lassen Sie es nicht achtlos herumliegen, sondern bewahren Sie es, wie einen Schatz, gut auf.

Ich kann heute sagen, dass ich ein glücklicher Mensch bin. Ich fühle mich täglich beschenkt vom Leben, verspüre unendliche Dankbarkeit für meine Familie, für all die Tiere, die unser Leben teilen und bereichern, für meine Arbeit, die mich tief erfüllt und mir die Möglichkeit gibt, Menschen Gutes zu tun und viel meines Glücks zurückzugeben. Außerdem für die Möglichkeit zu lehren und damit mein Wissen und meine Begeisterung für das Heilen an die nächste Generation weiterzugeben. Für unser 150 Jahre altes Steinhaus, das uns gefunden hat, für das Land, in dem es steht und wir leben dürfen, für all die guten Menschen um uns herum, die uns in ihre Mitte aufgenommen haben.

Das war nicht immer so. Wie auf jedem anderen Lebensweg gab es viele Steine und Hindernisse, die ich zu überwinden hatte, um schließlich dort zu sein, wo ich heute bin – mit meiner Frau, den Kindern, den Tieren, meiner Arbeit, meiner spirituellen Praxis. Auch mein Leben war, wie das von vielen anderen Menschen, lange Zeit geprägt von „trial and error", von „Versuch und Irrtum" – also von ausprobieren und sehen, was passiert. Doch wie sagt man in China so schön: „Umwege erhöhen die Ortskenntnis." Und so ist es wichtig, Umwege zu gehen, aber dabei das Ziel nie aus den Augen zu verlieren.

Mein Ziel als Kind war es zu überleben, zunächst emotional, zumal meine Eltern von einer Ehekrise in die nächste schlitterten und dabei vollkommen auf uns – meinen älteren Bruder und mich – vergaßen, und dann auch körperlich, da mir das Schicksal (oder auch die vielen Emotionen?) ein schweres Bronchialasthma verpasst hatte. Dieses sollte fortan mein weiteres Leben bestimmen. Normalerweise geht man mit seinem Kind zum Arzt, wenn es krank ist. Nicht so in unserer Familie. Da mein Vater Arzt war, brauchten wir ja keinen Hausarzt. Nur leider stand er für uns medizinisch nicht zur Verfügung. Wenn er einmal, selten genug, zu Hause war und ich ihm sagte: „Papa, ich bekomme keine Luft!", war seine Antwort meist: „Du hast Asthma bronchiale. Das ist nicht lebensgefährlich. Ich habe noch nie jemanden an Asthma sterben gesehen." Dazu muss man sagen, dass mein Vater Angiologe und Kardiologe (Gefäß- und Herzspezialist) war. Für ihn war nur das sogenannte „Herzasthma" lebensgefährlich und seiner Aufmerksamkeit würdig. Sein Nachsatz war dann immer noch: „Und wenn du was brauchst, dann nimm dir halt was ...!" Das war der Hinweis auf den Apothekerschrank in unserem Wohnzimmer mit unzähligen Laden, vollgefüllt mit Medikamenten. Ich begann also mit zehn Jahren, mich selbst zu behandeln. Meine bevorzugte Literatur in dieser Zeit waren die Beipackzettel all der Medikamente, die ich so über die Jahre durchkostete. Rückblickend kann ich sagen, dass dies eine wirklich sehr spannende Zeit war, da viele neue Medikamente in den 1970er- und

1980er-Jahren bei uns auf den Markt drängten. So habe ich all die verschiedenen Generationen der Antihistaminika, Medikamente gegen Allergien, miterlebt und vor allem ihre potenten Nebenwirkungen am eigenen Leib gespürt. Überhaupt faszinierten mich die Nebenwirkungen weit mehr als die gewünschte Hauptwirkung, welche bei mir leider nie eintrat. So waren manche Medikamente in ihrer Nebenwirkung potente Schlafmittel, störten erfolgreich die Konzentration oder lösten Migräne (da war ich bei Euphyllin angekommen) oder eine Depression aus (wie zum Beispiel Cortison). Meine erste Akne bekam ich dank Cortison mit zwölf Jahren. Mein Potenzial für eine Essstörung aufgrund ständiger Übelkeit wiederum erhöhten mehrere Substanzen, die auch schnell wieder vom Markt verschwanden. Ab dem 16. Lebensjahr erhielt ich aufgrund meiner vielfältigen Allergien drei Jahre lang eine Desensibilisierung in Form einer Spritzenkur. Später wurde der Name der Therapie von „Desensibilisierung" auf „Hyposensibilisierung" geändert, als man bemerkte, dass die Allergie nicht wegging („De-"), aber idealerweise leichter wurde („Hypo-"). Das Resultat dieser Therapie war, dass ich jahrelang mit ständigem Fieber herumlief, was mich sehr schwächte.

Mein Asthma brachte mich dazu, Medizin zu studieren, und schließlich landete ich bei der Ausbildung zum Lungenfacharzt. Doch an dieser Abteilung gab es nichts, was ich nicht selbst schon erfolglos ausprobiert hätte. So zog ich weiter und entschied mich für eine Ausbildung zum Neurologen. Dort lernte ich Professor Alexander Meng kennen, durch den ich mich für Akupunktur zu interessieren begann. Das veränderte alles. Ich akupunktierte mich einen Monat lang jeden Tag selbst und konnte wieder normal atmen. Also brach ich meine Ausbildung zum Neurologen ab – Allgemeinmediziner war ich bereits – und folgte meinem vorbestimmten Weg weiter. Ich studierte die (Traditionelle) Chinesische Medizin und Yoga, um mein Spektrum nicht nur für mich als Patienten deutlich zu erweitern, sondern um als Arzt einen größeren Weitblick zu erlangen.

Sie wissen vielleicht, wie das ist, wenn man etwas im Leben verstanden hat und wirklich davon begeistert ist: Man will es unbedingt weitererzählen und anderen weitergeben. So ging und geht es mir mit der Chinesischen Medizin und Yoga. Die Chinesische Medizin konnte mit den Kräutern meine tiefe

Erschöpfung heilen (wenn man so viele Jahre eine Krankheit hat, laugt das den Körper sehr aus) und Yoga brachte mir bei, noch viel besser zu atmen. Über die Atmung fand ich den Weg nach innen und über die Meditation den Weg zum Buddhismus.

Wenn ich diesen, meinen Weg heute betrachte, sehe ich viele Momente des tiefen Glücks. Spannenderweise haben diese glücklichen Momente nie etwas mit mir selbst zu tun oder mit meinem Asthma. Gut atmen zu können, hat mich noch lange nicht glücklich gemacht. Glücklich war ich dann, wenn ich jemand anderem auf seinem Weg helfen konnte. Das war schon als Kind so. Ab dem 14. Lebensjahr habe ich angefangen, Nachhilfe zu geben. Mit 18 habe ich auch noch Klavierunterricht gegeben. Wenn dann ein Kind etwas spielen konnte und sich dabei gefreut hat, war vor allem ich glücklich! Glücklich war ich auch dann, wenn ich das Strahlen von Patientinnen und Patienten gesehen habe, wenn es ihnen wieder besser ging. Das erlebte ich immer wieder, vor allem in Nachtdiensten, wenn Ruhe herrschte und ich Zeit hatte, mich wirklich um Patienten zu kümmern. Große Glücksmomente erlebte ich immer wieder, wenn ich Klavier spielte und vollkommen in der Musik versank. Ein solcher tiefer Glücksmoment, der eine Stunde lang angedauert hat, ist zum Beispiel durch meine CD „dark side" dokumentiert. Ein unglaublicher Glücksmoment war, als unser Sohn Daniel geboren wurde. Ein weiterer tiefer Glücksmoment war das „Ja" meiner Frau bei unserer Hochzeit, welche wir ganz allein gefeiert haben.

Übung 2: Glücksmomente

Nehmen Sie sich ein bisschen Zeit, um darüber nachzudenken, welche die großen Glücksmomente in Ihrem Leben waren. Wann und wo waren Sie so richtig glücklich? Wer oder was hat Sie glücklich gemacht? Denken Sie an Glücksmomente, die Ihnen auch heute noch ein Lächeln auf Ihr Gesicht zaubern, die Ihren Augen eine Träne der Freude entlocken. Und schreiben Sie diese in Ihr „Tagebuch des Glücks". Wenn Sie schöne Bilder dazu im Kopf haben, machen Sie eine Skizze oder eine Zeichnung. Vielleicht haben Sie ja auch ein Foto, das Ihnen die Erinnerung an das Glück lebendig hält und das Sie Ihrer Notiz beifügen wollen.

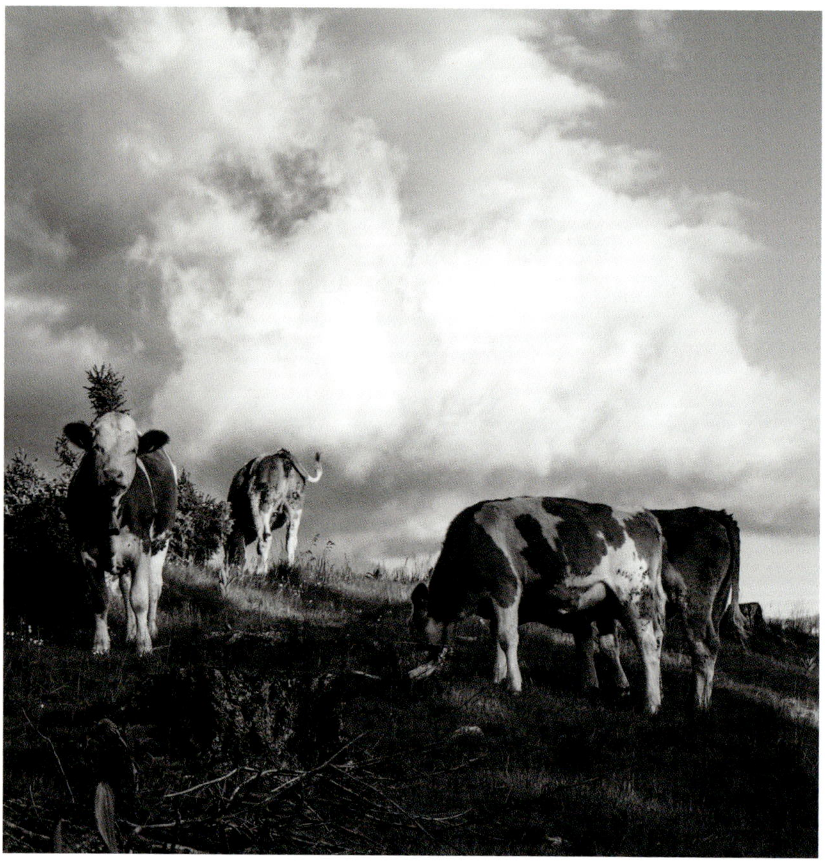

Mein Asthma war jahrelang mein wichtigster Freund, mein verlässlichster Wegweiser. Mein Asthma ist der Grund, warum ich heute der Mensch bin, der ich bin. Ihm verdanke ich meine Frau, meine Kinder und die vielen Glücksmomente beim Helfen und Heilen von Menschen. Denn ohne mein Asthma wäre ich niemals Arzt geworden.

Ohne mein Asthma wäre ich heute Musiker, würde es wahrscheinlich hauptberuflich unterrichten und würde für die Musik leben. Vielleicht hätte ich mich als Mensch nie so weiterentwickeln dürfen, wie es wegen des Asthmas möglich war. Warum hätte ich mich der Chinesischen Medizin und damit seiner Philosophie zuwenden sollen, warum dem Yoga?

Natürlich habe ich das nicht immer so gesehen. **Wenn man im Leid steckt, sieht man nichts außer dem Leid.** Ich habe mich in meiner Jugend sehr zurückgezogen, da ich mich für meine Atemlosigkeit geniert habe. Ich war von dem Ziel angetrieben, „normal wie die anderen" zu sein, frei atmen zu können, frei zu sein. Mein Asthma hat mir die körperliche Begrenztheit ständig vor Augen gehalten: Der Körper hat mich angekettet, unfrei gemacht. Und die Atemlosigkeit, vor allem die Asthmaanfälle, machten mir große Angst zu ersticken.

Und dann passierte ein Wunder.

Ich war 14 Jahre alt, wachte eines Nachts auf und konnte nicht mehr ausatmen. Eine große Panik erfasste mich. Ich erlebte das Ersticken wie in Zeitlupe. Kurz vor der Bewusstlosigkeit spürte ich auf einmal ein unendliches Glücksgefühl. In diesem Moment war alles gut und ich konnte das Leben loslassen. Meine Angst war verschwunden. Mein Vater war in dieser Nacht zu Hause, spritzte mir etwas und holte mich ins Leben zurück.

Seither habe ich keine Angst mehr vor dem Ersticken, keine Angst mehr vor dem Tod und auch nicht vor dem Leben.

Übung 3: Überwundenes Leid

Haben Sie in Ihrem Leben Leid erleben müssen, wie etwa eine schwere Krankheit, Schmerzen, eine schwere seelische Verletzung oder Misshandlung – und haben Sie dieses Leid auch tatsächlich überwunden, bewältigt und geheilt? Haben Sie es geschafft, das Leid abzustreifen? Auf welche Weise hat dieses überwundene Leid Ihr Leben positiv beeinflusst? Nehmen Sie bitte nur ein Leid, das Sie auch wirklich überwunden haben, und schreiben Sie die Erlebnisse auf.

Ich durfte in jungen Jahren bereits so viel erleben, was auf den ersten Blick „negativ" und „furchtbar" erscheint. Doch auf den zweiten Blick sieht man, dass all dies die Basis für mein heutiges Glück darstellt. Dafür bin ich meinen Eltern unendlich dankbar.

Jeder von uns hat seine eigene, ganz persönliche Geschichte. In jedem Leben passieren gute und schlimme Dinge. Ein glückliches Leben zu haben bedeutet nicht automatisch, dass einem nur Gutes widerfährt, dass man nur auf die Butterseite des Lebens gefallen ist. Im Gegenteil: Anscheinend muss man einmal viel erlebt haben, um das Spektrum des Möglichen abschätzen zu können, muss man einmal gelitten haben, um sich am Fehlen des Leids erfreuen zu können. Wer einmal richtig Hunger leiden musste, wird Essen ganz anders würdigen können als jemand, der Hunger gar nicht kennt. Jemand, der reich aufgewachsen ist, kennt den Wert des Geldes nicht. Jemand, der arm aufgewachsen ist, sich sein erstes Geld selbst verdient und sich damit seine erste Mahlzeit selbst kaufen kann, wird dieses Essen in großer Freude genießen können.

Glück hat auch viel mit Freiheit zu tun, wie wir in den zwei Jahren der Corona-Pandemie, die von wiederkehrenden Ausgangsbeschränkungen und Einschränkungen jeglichen gemeinschaftlichen Lebens begleitet waren, am eigenen Leib schmerzlich erleben konnten. Im Lockdown war es auf einmal nicht mehr möglich, sich frei zu bewegen, Freunde zu treffen oder einkaufen zu gehen. Besonders gelitten haben in dieser Zeit Kinder und Jugendliche, die man teilweise in der natürlichen

Entwicklung ihrer Sozialisation gehemmt hat. Unser Sohn Daniel war 13, als die Pandemie ausbrach. Er war Teil einer Schauspieltruppe und hätte im Jahre 2020 eine Hauptrolle gespielt. Durch die Corona-Maßnahmen der österreichischen Bundesregierung war dies alles nicht mehr möglich. Jetzt, nach mehr als zwei Jahren, kämpft Daniel darum, wieder in ein normales Leben zurückzufinden, kämpft um seine seelische Gesundheit und um sein Glück. Ihm widme ich dieses Buch, da Daniel uns Eltern sehr viel gelehrt hat. Glück ist nicht selbstverständlich, auch wenn wir Eltern es für unsere Kinder unbedingt wollen. Widrige Lebensumstände erinnern uns daran, das Glück nicht im Außen zu suchen, sondern in uns selbst. Genau das wollen wir unseren Kindern weitergeben, genau das ist der Weg für uns alle ...

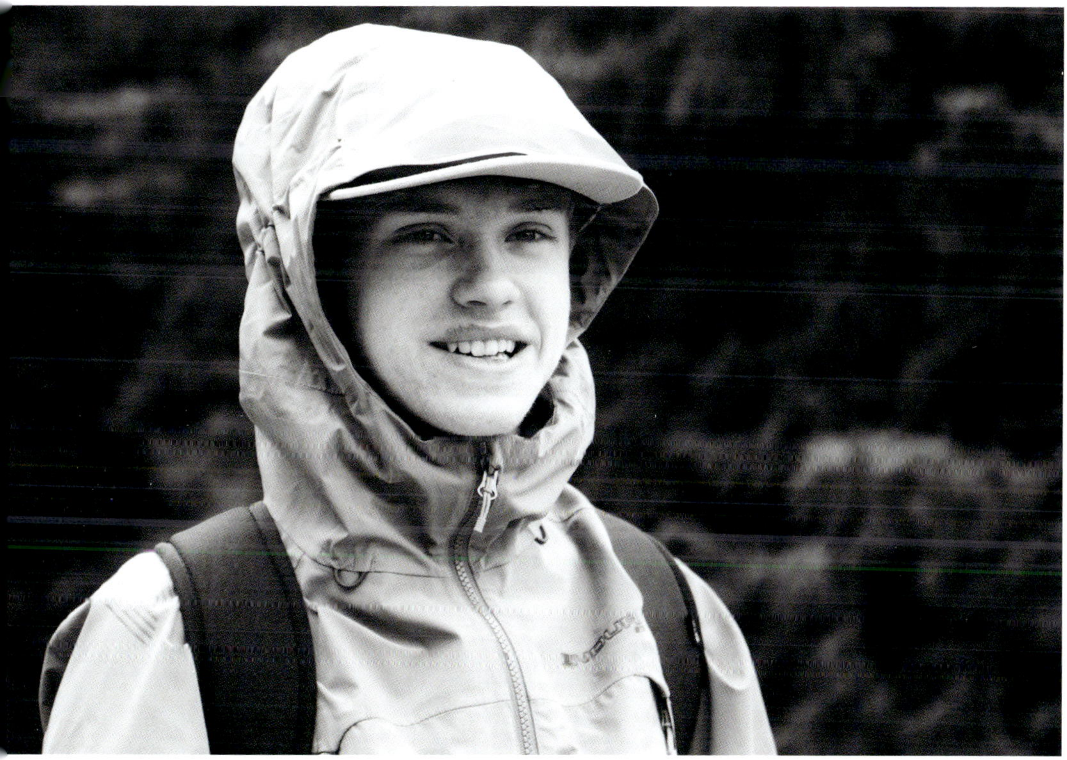

Bildung Freiheit

Zufriedenheit

Freunde Familie

inneres Glück

Lebensqualität

Meinugsfreiheit

Wohlbefinden Bescheidenheit

Work-Life-Balance

Dankbarkeit

Glück

DER WEG ZUM GLÜCK

„Glück“ könnte man als „größtmögliches Wohlbefinden“ übersetzen. Dabei geht es um das Gefühl, wie man jeden einzelnen Augenblick im Leben empfindet. Die Qualität der Empfindung ist dabei entscheidend und das Erleben dieser Empfindung ist rein subjektiv. Man spricht von glücklichen Momenten, wenn einzelne Momente als positiv empfunden werden, und von einem glücklichen Leben, wenn die Qualität des Lebens als positiv empfunden wird.

Der Begriff „Glück“ beinhaltet Äußeres und Inneres: Äußere Umstände, die zu Glück führen, sind zum Beispiel ein Lottogewinn, das bestandene Abitur, eine Beförderung in der Arbeit, ein Sonnenuntergang, ein gutes Essen, die Geburt eines Kindes, ein Orgasmus oder das Lächeln eines geliebten Menschen.

So wunderbar all das ist, ist es doch flüchtig und schafft nur ein kurzzeitiges Glücksgefühl. Leider hat man die Auslöser dieses Glücks oft nicht unter Kontrolle. So kann man die Länge eines Sonnenuntergangs nicht beeinflussen, den Orgasmus nicht künstlich verlängern, das gute Essen nicht immer weiteressen, und die Freude über das bestandene Abitur ist spätestens bei der Inskription eines Studiums, bei dem es um die nächsten zu erbringenden Leistungen geht, vorbei. Was man aber machen kann, ist ein Foto von besonderen Momenten oder ein „inneres Foto“ von diesem Glück. So bewahrt man das wertvolle Ereignis in seinem Herzen auf.

Übung 4: Kleine Momente des Glücks

Welche Momente Ihres ganz persönlichen kleinen Glücks erleben Sie im Alltag? Ist es vielleicht das Lächeln einer geliebten Person, vielleicht ein bestimmtes Essen, ein Drink in einem bestimmten netten Lokal, das Lesen in einem schönen Buch? Beschreiben Sie es so, dass Sie ein lebendiges Bild vor Augen haben. Finden Sie die Form, Ihre Gedanken festzuhalten und auszudrücken, die Ihnen entspricht und mit der Sie sich wirklich wohlfühlen – das „Tagebuch des Glücks“ ist schließlich nur für Sie selbst.

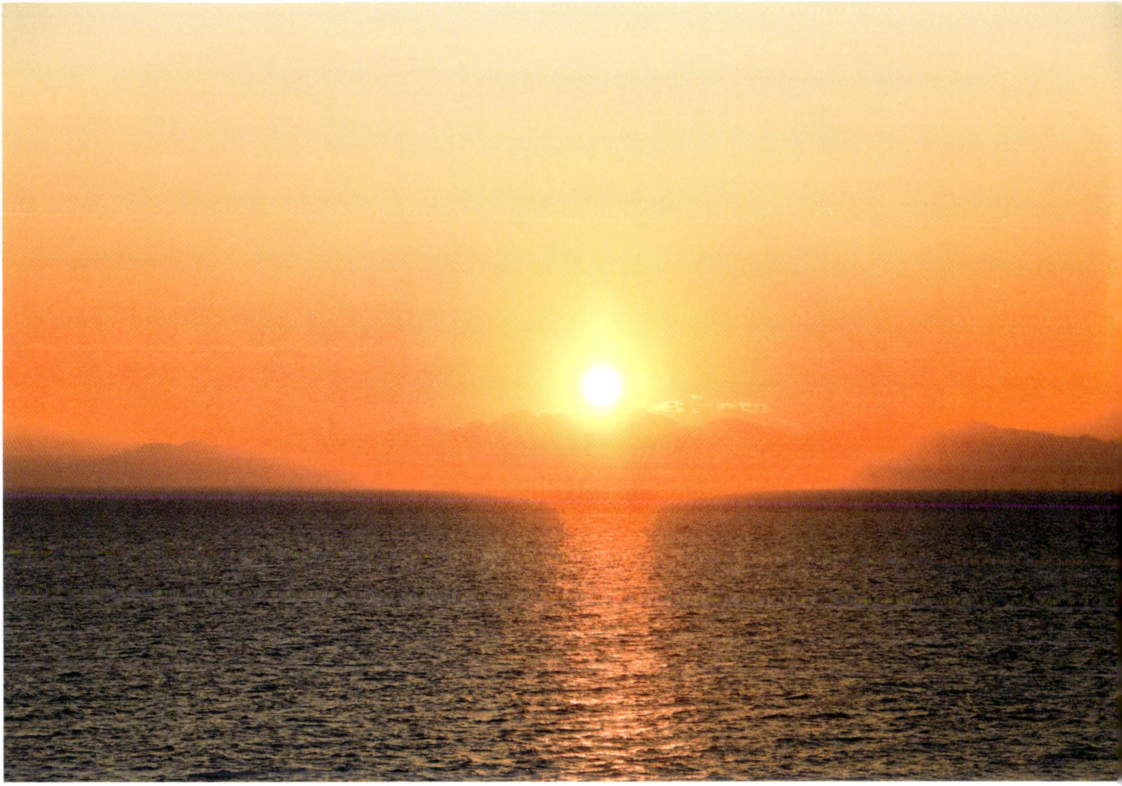

Für den französischen Philosophen Robert Misrahi ist Glück, „dass ein Mensch vor Freude über seine Existenz insgesamt strahlt". Dabei handelt es sich um inneres Glück, das lange besteht und nicht bei kleinen Veränderungen im Außen verschwindet.

Um dauerhaft glücklich zu sein, ist es entscheidend, wie man die Welt sieht. Es ist wohl schwierig, die Welt zu ändern. Doch wir können unsere Sicht auf die Welt verändern. Wenn wir uns gut fühlen, ruhig und entspannt sind, werden wir die Welt um uns herum viel positiver beurteilen, als wenn wir uns unruhig und abgehetzt fühlen und angespannt sind.

Eine klassische Beschreibung des vollkommenen Glücks ist das **Gefühl eines tiefen inneren Friedens**.

In meiner Kindheit waren Tiere meine besten Freunde. Tiefes Glück habe ich dann empfunden, wenn ich mit meinem Pferd zu einem nahen See geritten und dann am Ufer gesessen bin. Das Pferd graste hinter mir, der Hund lag direkt neben mir und ich hatte das Gefühl, als würde ich mit der Natur und der Welt verschmelzen. Ich konnte im Nachhinein oft nicht sagen, wie lange ich dort gesessen bin, ob fünf Minuten vergangen waren oder eine Stunde. Die Zeit hatte keine Bedeutung.

Übung 5: Die Zeit vergessen

Kennen Sie solche Momente des Glücks, in denen Sie die Zeit vollkommen vergessen, sich in etwas verlieren? In denen Sie sich eins fühlen mit Ihrer Umgebung, mit der Welt? Und wie würden Sie Glück für sich selbst beschreiben?

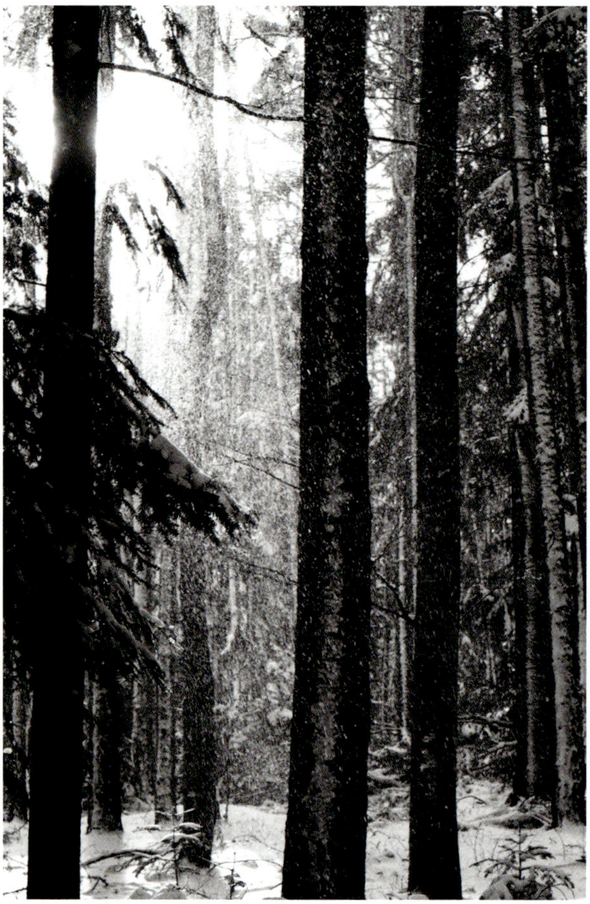

In solchen Glücksmomenten kommen die Gefühle im Inneren zur Ruhe. Alle Gedanken sind verstummt, Frieden macht sich in einem breit, man *ist* einfach im Hier und Jetzt.

Solche Momente sind wunderbar, aber vergänglich. Irgendwann ging die Sonne unter, es war zu kalt, um am Boden zu sitzen, mein Hund wurde unruhig, das Pferd war bereits zu weit weg. Also musste ich aufstehen und nach Hause gehen. Was blieb, sind diese wunderbaren Erinnerungen.

Die Voraussetzung, um solche „Splitter des Glücks" zu erleben, ist die Bereitschaft, die Ruhe in der Natur zu suchen und sich dem Frieden in sich selbst hinzugeben.

Das Leben lieben

Was ist die Grundvoraussetzung, um Glück zu erleben? Dazu möchte ich Ihnen die Geschichte von Herrn S. erzählen. Es ist nun mehr als 20 Jahre her, da kam Herr S., ein etwa 40-jähriger Mann, zu mir in meine Arztpraxis. Er litt an einem bösartigen Hirntumor, einem Glioblastoma multiforme, welcher das gesamte Gehirn eingeschlossen hatte. Die konventionelle Medizin hatte ihn bereits aufgegeben, denn er hatte bereits das Maximum an Strahlentherapie erhalten, ohne dass sich eine Verbesserung eingestellt hatte. Da ich noch am Anfang meiner TCM-Erfahrung mit Krebspatienten war, stellte ich Herrn S. bei einem Fortbildungskurs meinem Lehrer Dr. François Ramakers vor. François war *der* Krebsspezialist weltweit in der Chinesischen Medizin. So konnte ich sicher sein, dass Herr S. die bestmögliche komplementäre Therapie erhielt. Ich erinnere mich gut, wie er mir nach der Begegnung mit François sagte, er wäre so glücklich und dankbar, diesen besonderen Menschen kennengelernt zu haben. Wenige Monate später besuchte ich Herrn S. im Krankenhaus. Es ging dem Ende zu. Als ich das Zimmer betrat, saß er in seinem Bett, vor ihm ein kleiner Tisch, auf dem ein Kompott stand. Er versuchte so gut es ging, das Kompott mit dem Löffel zu essen. Seine Hand versagte ihm immer wieder, doch er schaffte es, das Kompott zu essen. Ich setzte mich zu ihm und fragte ihn, wie er zurecht kam. Er strahlte mich an und schwärmte, wie unfassbar gut das Kompott schmeckte. Er hatte in seinem Leben sicherlich schon viel Kompott gegessen, doch nun wurde er sich zum ersten Mal bewusst, was es für ein Geschenk war, diesen süßlich fruchtigen Geschmack zu erleben. Wir plauderten dann noch eine Weile und er erzählte mir, wie unendlich dankbar er wäre, jeden einzelnen Moment seines Lebens jetzt bewusst in vollen Zügen leben zu können. So viele Jahre, so viele Momente hatte er in seinem Leben an Belangloses verschwendet. Die Krankheit schenkte ihm die Möglichkeit, endlich glücklich zu sein.

Eine wichtige Frage, die man sich stellen sollte, um im Leben glücklich zu werden, ist folgende: Was ist wirklich wichtig in meinem Leben? Oder anders formuliert: Wofür bin ich auf der Welt? Und: **Was ist meine Bestimmung?**

Übung 6: Meine Bestimmung

Was ist meine Bestimmung? Bitte nehmen Sie sich viel Zeit, um für sich selbst in Ruhe Antworten auf diese Fragen zu finden. Daraus ergibt sich auch die nächste Frage: Was kann ich alles weglassen, was meinem Glück sogar hinderlich ist? Falls Sie die Fragen (noch) nicht beantworten können, macht das gar nichts. Wir sind ja alle auf dem Weg. Kommen Sie aber immer wieder auf diese Frage zurück.

Ich möchte Ihnen nun noch eine zweite Geschichte erzählen, und zwar von meinem Schwiegervater Günter. Zu Weihnachten 2011 fiel uns auf, dass Günter nach dem Essen immer wieder auf der Toilette verschwand. Ich passte ihn am Gang ab und fragte, was denn los sei. Da kam er endlich mit der Sprache heraus: „Ich kann nichts Festes mehr essen. Es bleibt über dem Magen stecken. Und darum muss ich immer wieder erbrechen." „Warum hast du denn nichts gesagt?!", fragte ich ihn völlig verzweifelt. „Ich wollte niemanden belasten", entgegnete er. Außerdem hatte er panische Angst vor Ärzten, mich ausgenommen. Am nächsten Tag brachte ich ihn ins Spital und ließ ihn untersuchen. Bereits das normale Röntgen zeigte das Ausmaß der Erkrankung: ein Krebs, der sich in der Lunge breit gemacht hatte und den Mageneingang völlig umschloss. Die Diagnose: Speiseröhrenkrebs und Lungenkrebs. Günter war ein herzensguter Mensch, der sich ein Leben lang immer um alle anderen gekümmert hatte, nur nicht um sich selbst. Ein befreundeter Chirurg schnitt ihm dann in einer fast zehnstündigen Operation den Großteil des Tumors heraus, so viel wie möglich war. Wir wussten natürlich, dass der Krebs weiterwachsen würde und weder eine Chemotherapie noch eine Bestrahlung etwas daran ändern konnte. Wir entschieden uns daher, keine Chemotherapie und keine Bestrahlung zu machen. Günter fragte mich: „Wie lange habe ich noch?" – „Ein Jahr", schätzte ich. „Bitte, Günter, denk diesmal an dich und tu in dem Jahr alles, was du schon immer tun wolltest! Lass es dir so lang wie möglich gut gehen!", beschwor ich ihn. Und genau das tat Günter: Seine zwei großen Träume waren fischen zu gehen und im Wald Pilze zu sammeln. Zum ersten Mal im Leben gönnte er sich das! In den letzten Wochen seines Lebens betreute ich ihn als Arzt zu Hause. Wir sprachen täglich miteinander und dabei sagte er mir: „Das war das glücklichste Jahr in meinem ganzen Leben!" Was für ein unendliches Glück auch für mich, dass ich ihn am Ende seines Lebens begleiten durfte. Den letzten Tag auf dieser Erde verbrachte er in einem Hospiz in Wien. Er konnte diese Welt in Frieden verlassen.

Es ist schlimm genug, dass wir oft eine schwere Erkrankung brauchen, ein schlimmes Ereignis oder einen großen Verlust, um endlich **aufzuwachen**. In dieser Wachheit erkennen wir, dass unsere Zeit auf Erden kurz ist und wir sie nutzen sollten, um etwas wirklich Sinnvolles zu tun, um zu lernen, das Leben zu lieben ...

Glück, Wohlstand und Lebensqualität

Seit Jahren werden weltweit Studien gemacht, um festzustellen, welche Voraussetzungen wichtig sind, um glücklich zu sein. Dabei wird mittels Fragebögen erhoben, ob jemand sehr glücklich, glücklich, ein bisschen glücklich oder unglücklich ist. Dann werden Dinge wie der soziale Status erhoben, der Gesundheitszustand, der Personenstand (ob man verheiratet, getrennt oder ledig ist), das Einkommen, die Arbeitsverhältnisse und ob schwerwiegende Ereignisse aufgetreten sind. All das wird dann statistisch erfasst. In diesem Sinne wird Glück mit Zufriedenheit gleich-

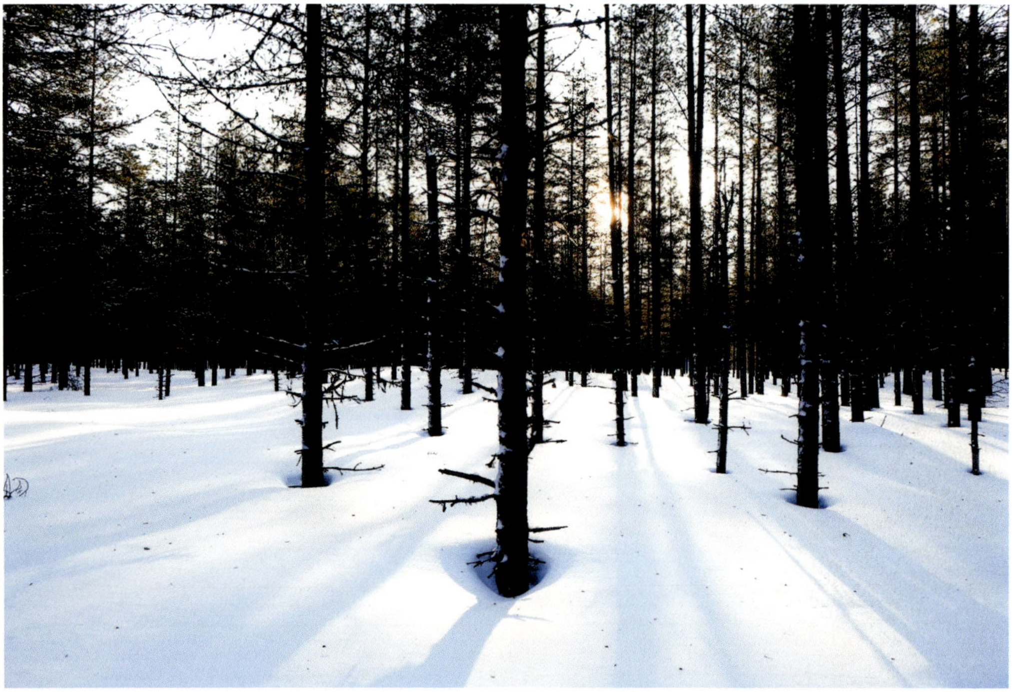

gesetzt. Jemand wird sich dann als „sehr glücklich" einschätzen, wenn er alles zum Leben Notwendige hat, wie eine Arbeit, eine gute Beziehung, ein hohes Maß an Sicherheit und Selbstbestimmung, Zugang zu Information und Bildung sowie wenn er frei ist von Sorgen und Ängsten, die die Zukunft betreffen.

Generell sind Menschen in Militärdiktaturen unglücklicher, egal, ob sie reich sind oder arm.

Spannend ist die Bedeutung von Geld: Ist genügend Geld vorhanden, um die Grundbedürfnisse wie Wohnen, Essen, Sicherheit und Bildung gut abzudecken, trägt es erheblich zum Glück bei. Wenn jemand deutlich mehr Geld hat, also wirklich reich ist, geht die Glückskurve wieder nach unten. Geld macht glücklich, mehr Geld nicht. Grund dafür ist die zunehmende Angst, wieder alles zu verlieren.

Eine spannende Untersuchung wurde in Ostdeutschland durchgeführt. Dort ist nach dem Fall der Mauer der Lebensstandard seit 1990 dramatisch angestiegen, die Glückskurve jedoch deutlich abgesunken. Grund dafür dürfte sein, dass sich die ehemals Ostdeutschen mit den Westdeutschen verglichen haben und nicht mehr mit den Einwohnern der anderen Länder

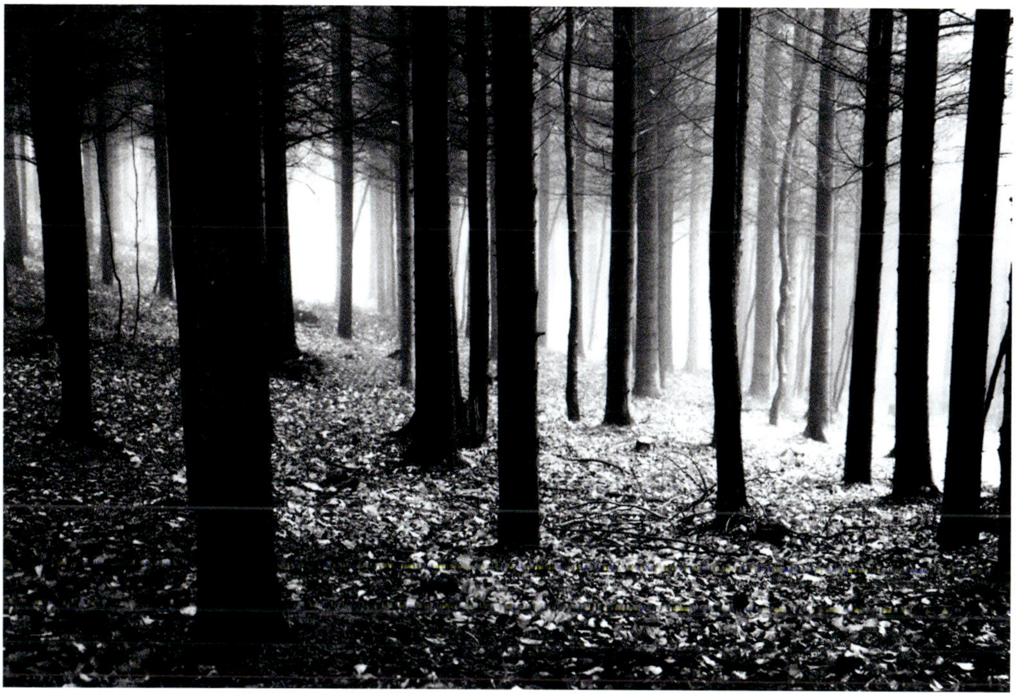

des ehemaligen Ostblocks. Dieses Vergleichen schürt Unzufriedenheit und Neid.

Materielle Güter, die man sich leistet, wie zum Beispiel ein neues Auto, können kurzfristig das Gefühl vermitteln, glücklich zu sein. Doch leider gewöhnen wir uns sehr schnell daran und müssen dann wieder etwas Materielles „nachlegen", um das „Glücksniveau" halten zu können.

Interessant sind auch die „glücklichen Armen": Zum Beispiel hat man bei Studien festgestellt, dass in der indischen Stadt Kolkata (früher Kalkutta) lebende Arme viel glücklicher sind als Obdachlose in San Francisco in den USA. Der Grund dafür dürfte darin liegen, dass die Armen in Kolkata sich keiner Illusion hingeben, dass es besser werden könnte. Sie nehmen ihr Schicksal so an, wie es ist und leben ihr Leben, das ihnen geschenkt ist. Hingegen machen sich die Obdachlosen in San Francisco Hoffnung, dass sie aus dieser Misere herauskommen und „wieder glücklich werden können". Aber bis dahin sind sie unglücklich ...

In den USA geben 80 Prozent der Bevölkerung an, glücklich zu sein. Doch das steht im krassen Widerspruch zu den zehnmal so vielen depressiven Menschen wie noch im Jahr 1960. Vor 40 Jahren war das Durchschnittsalter für eine depressive Episode 29 Jahre, heute liegt dieses bei 14 Jahren. Zwei Prozent aller Todesfälle weltweit sind Selbstmorde, das ist ein höherer Prozentsatz als die Todesrate von Menschen, die durch Mord oder im Krieg sterben.

Der Grund, warum US-Amerikaner und -Amerikanerinnen angeben, glücklich zu sein, hat auch mit dem Wertesystem unserer westlichen Welt zu tun. Nach außen hin ist es wichtig, glücklich und erfolgreich zu erscheinen. Wer das ausstrahlt, „gehört dazu“ und hat einen Wert für die Gesellschaft. Als glücklich zu erscheinen, gehört also dazu, so wie der lückenlose Lebenslauf, der perfekt sitzende Anzug und das gewinnende Lächeln.

Studien über das Glück haben außerdem ergeben, dass Menschen, die sich ehrenamtlich betätigen, glücklicher sind. Glücklicher sind auch Menschen in Vereinen und Freizeitclubs, sowie Menschen, die regelmäßig Sport treiben oder Musik machen.

Menschen in einer Beziehung sind tendenziell glücklicher als Singles oder Geschiedene. Arbeitende Menschen sind deutlich glücklicher als Arbeitslose. Pensionisten und Pensionistinnen bei uns in Europa sind noch glücklicher als jene, die noch im Arbeitsprozess stecken.

Klima hat keinen statistisch signifikanten Einfluss auf das Glück. Also egal, ob kalte oder heiße Region, das Glück ist gleichmäßig verteilt. Eine Ausnahme stellen jene Regionen dar, in denen die Winternächte viel länger sind: Da fallen die hohen Zahlen an depressiven Menschen auf.

Ein Trend der jüngeren Generation lässt sich auch ablesen: Für diese ist die ausgeglichene Work-Life-Balance oft wichtiger als die Karriere. Freizeit und Familie haben heute einen größeren Stellenwert als noch vor 20 Jahren.

Übung 7: Lebensqualität

Wie lauten Ihre persönlichen Antworten auf diese Fragen: Wie sieht es mit Ihrer Lebensqualität aus? Sind Sie zufrieden mit Ihrer Arbeit, Ihrer Freizeit und Ihren Beziehungen? Fühlen Sie sich sicher? Was könnte Ihnen den Alltag noch „versüßen“?

Sieht man sich die Ergebnisse vieler Studien der letzten 40 Jahre an, so lassen sich drei wichtige Erkenntnisse ableiten:

- Faktoren wie Wohlstand, gesellschaftlicher Status, Bildung, Hobbys, Alter, Geschlecht, etc. sind wichtig, machen aber auf der Glücksskala nur etwa zehn bis fünfzehn Prozent aus.

- Etwa 25 Prozent der Glücksskala sind genetisch bedingt: Die Gene dürften eine Art Veranlagung zum Glücklich- oder Unglücklichsein beinhalten. Davon in Studien oft nicht unterscheidbar ist das Training zum Glücklich- oder Unglücklichsein, welches Kinder in frühen Jahren von ihren Eltern erhalten. Das heißt aber noch lange nicht, dass diese 25 Prozent ihr Unglück nicht selbstbestimmt wieder loswerden können! Manchmal muss man den Rucksack, den man von den Eltern mitbekommen hat, absetzen und einfach stehenlassen ...

- Entscheidend dafür, ob wir glücklich sind oder nicht, ist unser Leben. Es liegt hauptsächlich an uns, wie wir unser Leben gestalten, Ereignisse unseres Lebens interpretieren und was wir aus diesen Erkenntnissen machen. Wir entscheiden überwiegend selbst, wie wir denken und fühlen und wie wir anschließend auf alles, was passiert, reagieren. Unser Fühlen und unser Denken gestalten unser Glück. Genau deshalb habe ich dieses Buch geschrieben, denn Glück ist erlernbar ...

Wenn man sein Glück durch oberflächliche Glücksmomente definiert, muss man ständig nachlegen. Das macht unfrei. Nur **inneres Glück** bewirkt dauerhaft einen glücklichen Zustand und **macht frei** von äußeren Faktoren.

Avidya

Drashta

Yogasutra

Sukha Citta Karma

Kleshas Meditation

Herzraum Maya

Upanischaden

Samadhi

Yoga-Weg und buddhistischer Zugang

YOGA: TEIL 1 – DER WEG

Sukha & Duhkha

Im Sanskrit gibt es das Wort **Sukha**, die Freude, das Glück. „Su" bedeutet „leicht" und „weit", „kha" heißt „Herzraum". Wörtlich übersetzt heißt Sukha also „der weite Herzraum". Und das ist es, was Glück mit uns macht: **Glück weitet den Herzraum**, löst den Knoten, den manche bei Leid im Brustkorb oder Oberbauch spüren, öffnet unser Herz für alles Schöne auf dieser Welt, lässt uns erstrahlen und macht uns offen und empfänglich für alles und jeden. Sukha beschreibt den **Zustand dauerhaften Wohlbefindens**, wenn wir uns von der Enge des Herzens und dem Ungleichgewicht der Gefühle befreit haben. Wer ein offenes Herz hat, hat offene Augen, um die Welt zu sehen, wie sie wirklich ist. Sukha öffnet das Herz für wahres Mitgefühl. Sukha ermöglicht es, Empathie für andere Menschen und alle Lebewesen zu empfinden. Sukha schafft es, sich eins mit der Welt und allen Wesen zu fühlen. Sukha lässt uns erstrahlen, was für andere als Güte sichtbar wird. Wer ein offenes Herz hat, kann die Welt verändern und Frieden und Freiheit kehren in unseren Geist ein.

Wie gerne würden wir alle offenen Herzens durch unsere Welt schreiten. Doch die Welt scheint dafür nicht bereit. Überall, wo man hinsieht, gibt es Leid, Schmerz, Verzweiflung und Unglück. Das Sanskrit-Wort dafür ist **Duhkha**. Duhkha, Leid, setzt sich aus den Worten „dur" für „eng", „schwierig" und „kha" für den „Herzraum" zusammen. Duhkha bedeutet wörtlich „enger Herzraum". Das Leid, Duhkha, beschreibt also primär ein Gefühl, das wir haben, wenn wir leiden: eine **Enge im Brustkorb**, die uns den Atem raubt, eine Faust in der Herzgegend, die uns unruhig macht und beklemmt, ein Kloß im Oberbauch, der Magengegend, dem sogenannten Solarplexus, der uns **Unruhe und Unbehagen** beschert. Leid und Glück kann man körperlich spüren. Unser sprichwörtliches Bauchgefühl hilft uns oft, es zu unterscheiden.

Duhkha, Leid, bezeichnet Unglück, Unbehagen, Schmerz, Sorge, Kummer, Trauer, Unzufriedenheit, Unvollständigkeit und Frustration. Leid hat viele Gesichter.

Übung 8: Das Leid

Nehmen Sie sich Ihr Glücks-Tagebuch zur Hand und machen Sie sich Notizen. Gehen Sie in Gedanken bewusst durch einen typischen Tag Ihres Lebens. Beobachten Sie ab dem Aufstehen am Morgen, wo Ihnen überall Leid begegnet. Das fängt oft schon damit an, dass einem in der Früh etwas wehtut und man sich denkt: „Na super, alles fühlt sich so steif und schwer an." Achten Sie genau auf Ihre Worte, Ihre Gedanken und Ihre Gefühle: „Jetzt steht das Kind schon wieder nicht auf!" – „Gott, ich muss mich schon wieder so hetzen." – „Na, das wird wieder ein Tag werden!" – „Wenn ich nur an die Arbeit denke, wird mir schlecht." Und dann sitzen Sie vielleicht endlich im Auto: „Was die anderen heute wieder zusammenfahren!" – „Heute ist es schon wieder so kalt. Wann kommt denn endlich der Sommer?" – „Ich bin mir sicher, ich komme gleich wieder in einen Stau!" – „Na, das kann ja was werden mit der neuen Kollegin!" – „Die Kantine hat heute sicherlich wieder kein gutes Essen, da wird mir schon schlecht davon, wenn ich nur daran denke!" Und dann sind Sie vielleicht endlich in der Arbeit und durch das Zusammentreffen mit anderen Menschen begegnen Sie auch deren Leid, was Ihres wiederum aufschaukelt: „Hast du schon gehört, den K. haben's entlassen! Na, wer weiß, wer der nächste ist ...!" – „Mein Mann liegt im Spital und jetzt muss ich alles alleine schaffen!" – „Hast du auch so schlecht geschlafen?! Ich spür den Mond so stark ...!" Und so geht das den ganzen Tag weiter. Werden Sie sich bewusst, wo Ihnen überall Leid begegnet, wo Sie überall leiden, auch wenn es nur ein kleines Leid, ein unzufriedenes Wort, ein kurzes Wutgefühl, eine leichte Trauer, ein bisschen Gehetztsein, eine leichte Unruhe oder ein kleines Unbehagen ist.

Warum leiden wir? Können wir nicht einfach mit offenem Herzen, Sternchen in den Augen und einem breiten Lächeln durch die Welt gehen?

Bereits die alten heiligen Schriften der Inder, die **Veden**, welche vor etwa 3500 Jahren entstanden sind, beschäftigen sich damit. Zur damaligen Zeit haben die Weisen und Gelehrten Indiens die Frage nach dem Glück und dem Leid gestellt. Dabei entwickelten sie die **Wissenschaft der Innenschau**, um zu ergründen, wie die Welt funktioniert. Während wir im Westen immer nur nach außen sehen, um die Welt zu verstehen, sahen die alten Inder die Lösung der Probleme der Welt **in uns selbst**. In den Veden verpackt sind die **Upanischaden**, auch als **Vedanta**, „Ende der Veden“, bezeichnet, da sie zuletzt in den Kanon der Veden aufgenommen wurden. Die Upanischaden beschreiben, was die Weisen, die Brahmanen, über Jahrtausende entdeckt haben, während sie auf der Suche nach Wahrheit **in sich hineinblickten**. Dieses Wissen ist oft verpackt in Geschichten, um sie sich besser zu merken und weitergeben zu können.

Im **Yogasutra**, einem Hauptwerk über die Yogaphilosophie, welches vermutlich im 2. Jahrhundert nach Christus entstanden ist und in Sanskrit verfasst wurde, wird dieses umfangreiche Wissen aufgegriffen und in neuer Form dargestellt. All diese weisen Texte sind uns heute noch erhalten und bilden die Grundlage für die vielfältigen Religionen im heutigen Indien, den Hinduismus, und die Yoga-Tradition, die seit dem 20. Jahrhundert auch bei uns im Westen Einzug gehalten und unzähligen Menschen die östlichen Philosophien nahegebracht hat.

Upanischad (auf Sanskrit **Upaniṣad**) bedeutet „sich nahe hinsetzen“ und beschreibt die Situation, wenn sich Schüler zu Füßen eines erleuchteten Meisters, eines Weisen, hinsetzen und ihre Unterweisung erhalten. Damals wie heute ist das in Indien so üblich, und meist lebt und lehrt der Meister von der Welt zurückgezogen in einem **Ashram** (von Sanskrit **āśrama**, „Ort der spirituellen Praxis“), einer „Waldschule“, mit eigener Familie, Schülern und Schülerinnen. So wird nicht nur anhand der Schriften, sondern auch anhand des Lebens, das der Meister vorlebt, gelernt. Solche Szenarien sind es auch, die in den Upanischaden beschrieben werden. Dabei sind die Weisen in den Erzählungen oft Frauen und unter den Unterwiesenen sind auch Könige. Die Upanischaden sind nicht als Anleitung gedacht, sondern vielmehr als **Inspiration**. Sie bilden auch kein durchgehendes Lehrgerüst, sondern stehen jede für sich alleine. Sie wollen Momente der Erleuchtung festhalten, Momente, in denen der Meister es auf den Punkt bringt. Und dabei geht es um die Innenschau, das Richten des Blickes nach innen, um dort alle großen Fragen des Lebens und des Todes beantwortet zu finden.

Die Upanischaden verraten Geheimnisse, die uns alle betreffen, alle Lebewesen dieser Welt. Doch dieses Wissen erschließt sich nur wenigen. Und von diesen wenigen finden nur ganz wenige den Weg zur sogenannten „Erleuchtung“, dem „großen Verständnis aller Dinge“.

Bereits in den Upanischaden steht, dass **Maya**, die Verwechslung, die **Ursache allen Leids** ist. Im Yogasutra meint **Avidya** dasselbe wie Maya. Wir leiden, weil wir das, was wir wahrnehmen, für die wahre Welt halten. Doch das ist sie nicht. Das ist nur das, was unser Ich, unser Ego, durch seine Betrachtung aus der Welt macht. Es geht also um eine falsche Wahrnehmung der Wirklichkeit …

Was ist wirklich wirklich? Die Realität (lateinisch für Wirklichkeit) ist die „Welt der Dinge“. Im Wort Realität steckt das lateinische Wort „res“, was als „Ding“ oder „Sache“ übersetzt wird. Die Realität beschreibt unsere Sicht auf die „Dinge der Welt“ und wir gehen davon aus, dass unsere Realität auch der Wahrheit entspricht.

Dazu möchte ich Ihnen das **Höhlengleichnis von Platon** erzählen. Stellen Sie sich vor, dass Menschen von Kindheit an in einer Höhle leben und so gefesselt sind, dass sie nur auf eine Wand starren können. Hinter ihnen befindet sich ein Feuer und das Licht des Feuers wirft die Schatten der Menschen auf die Wand. Und so denken die Menschen, welche nur nach vorne sehen können und nur die Schatten sehen, dass die Schatten die Menschen sind. Für sie ist der Schatten „real“, und sie nehmen an, dass Menschen eben so aussehen.

Genau so sehen wir die Welt. Doch wir betrachten Dinge durch unsere Augen und färben sie dabei mit unseren Emotionen und Gedanken ein. Wir sehen die Welt durch die Brille unseres „Ichs“.

Nehmen wir als Beispiel einen Hund. Ein Kind sieht ihn und weil es keine schlechten Erfahrungen mit Hunden gemacht hat, möchte es zu ihm hin und mit ihm spielen. Das Kind sieht den Hund und denkt „Spielzeug“. Der gleiche Hund löst bei einem Mann Angst und Panik aus, weil er als Kind von einem Hund gebissen wurde. Der Mann sieht den Hund und sieht „Gefahr“. Eine Frau, sie ist Tierärztin, kommt vorbei, sieht den Hund und denkt sich: „Wieder ein Schäferhund mit einem abfallenden Rücken. An seinem Gang erkennt man schon, dass er Hüftpro-

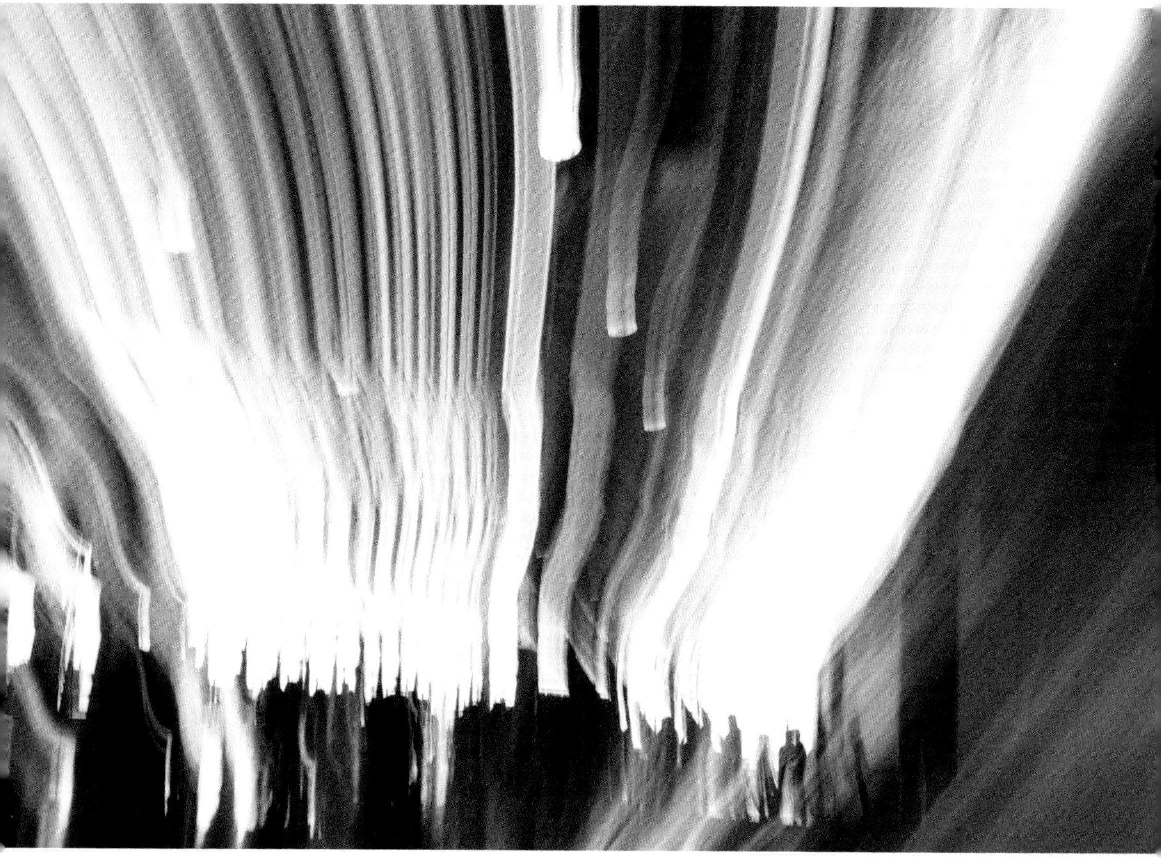

bleme hat." Diese Frau sieht den Hund und gleichzeitig einen Patienten. Würde jetzt noch ein Wolf vorbeikommen, sähe der in dem Hund einen minderwertigen Konkurrenten, der sein Revier bedroht. Der Wolf sieht also den Hund und denkt „Feind". Jeder hat seine Realität, seine Sicht auf die Dinge, und doch geht es immer um denselben Hund.

Die **Verwechslung** ist nun, dass wir unsere Sicht der Dinge für die einzig wahre Sicht halten. Wir halten die Wirklichkeit für die Wahrheit. Und wenn das jeder tut, prallen ganz viele verschiedene Wirklichkeiten aufeinander und das Chaos ist vorprogrammiert. Wir glauben, dass wir entsprechend unserer Wirklichkeit leben und handeln müssen. Der Mann, der in dem Hund eine Gefahr sieht, läuft vielleicht vor ihm weg und versteckt sich in seiner Wohnung. Das verändert sein ganzes Leben. Angst dominiert sein Handeln. Die Tierärztin geht durch die Welt und sieht in den Tieren potenzielle Patienten. Nur das Kind geht offen auf Tiere zu und lernt durch den Umgang mit ihnen.

Ein Mensch, der die Welt als bedrohlich und feindlich sieht, wird Kriege führen.

Ein Mensch, der die Welt als friedvoll wahrnimmt, wird den Frieden anstreben.

Unser Blick auf die Welt bestimmt, was wir aus ihr machen. Denken Sie an einen Stein, über den Sie stolpern. „Blöder Stein!", werden Sie vielleicht rufen und Wut steigt in Ihnen auf. Dabei hat der Stein ja gar nichts gemacht. Sie waren es selbst, denn Sie sind nicht über ihn gestiegen. Vielleicht versuchen Sie, anders zu reagieren. Zum Beispiel könnten Sie zu sich sagen, wenn Sie über einen Stein gestolpert sind: „Danke, Stein, dass du mich daran erinnerst, meine Füße zu heben und beim Gehen mit meinen Gedanken bei meinem Weg und meinen Füßen zu sein!" Fühlt sich doch schon einmal ganz anders an, oder?

Übung 9: Stolpersteine

Beobachten Sie sich im Alltag und erkennen Sie, in welchen Situationen Sie „Stolpersteinen" – Gegenständen, Tieren und Menschen – die Schuld an Ihrem Leid geben. Der Zug, der nicht auf Sie gewartet hat (eigentlich waren Sie ein bisschen zu spät dran), die Hose mit dem Loch oder nicht saubere Wäsche in der Früh (weil Sie sich nicht die Zeit genommen haben, der Hose einen lustigen Flicken aufzubügeln oder die Wäsche zu waschen), die Kollegin, die krank geworden ist, weshalb Sie ihren Dienst übernehmen müssen (was Sie wütend macht, anstatt sich Gedanken über die Kollegin zu machen und ihr von Herzen gute Besserung zu wünschen) oder zum Beispiel die abgesagte Urlaubsreise (was Ihnen aber vielleicht die Möglichkeit gibt, zu Hause zu bleiben und etwas, was Sie schon immer machen wollten, endlich zu tun). Schnappen Sie sich ihr Glücks-Tagebuch und schreiben Sie auf, welchen Stolpersteinen Sie gern die Schuld zuschieben und gleich dazu, wie Sie die Dinge in Zukunft anders sehen und anders bewerten könnten und wie Ihnen das vielleicht sogar Freude und Mitgefühl verleiht.

Wir machen die Welt.

So, wie wir die Welt sehen, ist sie und wird sie werden.

Wir haben gerade drei pubertierende Jugendliche in unserer Familie. Und Pubertät bedeutet – wie alle Eltern oft schmerzlich erfahren müssen –, dass die Kinder ihr eigenes Ich, ihre eigene Persönlichkeit, ihre eigene Identität erst entdecken und entwickeln müssen. Zuvor haben sie diese mit den Eltern, den Erziehungsberechtigten, geteilt. In dieser Phase des Lebens ist die Gesellschaft, in der Kinder und Jugendliche leben, prägend und entscheidend. Kinder wollen „dazugehören", wollen von den anderen Kindern anerkannt werden. In unserer Zeit der digitalen Medien, dem ständigen Kontakt mit Werbung, Marketing und PR, bei denen es immer ums Verkaufen geht, wird das aufkeimende Ich der Jugendlichen ein bunter Mix aus all diesen Einflüssen sein. Man gehört dazu, wenn man einen flotten Spruch draufhat, nach der gerade aktuellen Jugendmode gekleidet ist (und da ist im Moment bei unserer Hannah die

Mütze ganz entscheidend), schlank und sportlich aussieht, die Haare auf eine bestimmte Art trägt, coole Körperverrenkungen als Tanzbewegungen machen kann, welche auf Instagram und anderen Kanälen verbreitet werden und mindestens so und so viele „Likes" bekommen. Wie sieht so eine Dreizehnjährige die Welt? Der Ukrainekrieg hat da gar keine Bedeutung, viel entscheidender ist die neueste Jeans oder das neueste Parfüm ...

Das Yogasutra spricht von **Citta** („Tschita" gesprochen), **dem „meinenden Ich"** oder unserem Geist. Das Citta ist wie eine Maske mit getönten Brillengläsern, die wir aufsetzen, um die Welt zu betrachten. Sie ist das, was die anderen von uns sehen.

Wir arbeiten oft hart daran, dass diese Maske wunderschön aussieht. Wir tragen Make-up auf, ziehen uns schöne Kleider an, gehen ins Fitnessstudio und in einen Yogakurs und formen unseren Körper, wir beduften uns mit Parfüm und setzen ein gewinnendes Lächeln auf, damit die Welt sieht, wie schön und glücklich wir sind. Dabei blicken wir durch unsere getönte Brille, ständig auf der Suche nach anderen, die so schön und glücklich aussehen, wie wir selbst oder eventuell noch schöner und glücklicher aussehen. Diese gilt es dann zu übertrumpfen beziehungsweise sich von ihnen abzuschauen, wie man deren Level an Strahlkraft erreicht ...

Die Verwechslung ist, dass wir glauben, das Citta zu sein! Wir identifizieren uns mit der Maske und den getönten Brillengläsern. Genau das wird im Buddhismus als **Unwissenheit** bezeichnet. Für eine bestimmte Lebensphase, wie die Pubertät, ist es normal und Teil der persönlichen Entwicklung, verschiedene Masken aufzusetzen und Brillenglastönungen auszuprobieren und dann hoffentlich die eine Maske und die eine Brille zu finden, die noch am ehesten dem eigenen Wesen entspricht. Das ist Teil des Erwachsenwerdens und da dürfen wir Eltern auch nicht ungehalten werden. Wenn wir zurückdenken an unsere Kindheit und Jugend, war es ja meist nicht anders. Die Masken und Brillen haben vielleicht anders ausgesehen. Aber aufgesetzt haben wir sie auch.

Citta ist nichts Schlechtes! Im Gegenteil: In unserer Gesellschaft ist es notwendig, eine Maske zu haben. Es ist wie ein Körper, den wir brauchen, um in dieser materiellen Welt zu existieren.

Doch wir dürfen nicht vergessen, dass es dahinter noch unser **Selbst** gibt. Dieses Selbst wird in den Upanischaden „Atman“ oder „Purusha“ (gesprochen „Puruscha“) und im Yogasutra „Drashta“ (gesprochen „Draschta“) genannt.

Drashta ist der **„innere Seher“,** der zum Vorschein kommt, wenn Citta die getönte Brille abnimmt. Getönte Brillengläser können rötlich sein, rosa, hellblau, sepia ... suchen Sie sich aus, welche Farbe Ihre getönte Brille hat, damit Sie eine konkrete Vorstellung davon haben. Und dann stellen Sie sich vor, dass Sie diese abnehmen. Auf einmal sieht die Welt ganz anders aus. Alles ist klar, ohne Einfärbung durch unsere Emotionen und Gedanken. In unserem obigen Beispiel mit dem Hund sehen dann sowohl das Kind als auch der traumatisierte Mann und die Tierärztin einfach nur einen Hund und der Jugendliche erkennt in seinem Gegenüber den wahren Menschen, wenn er sich die neueste Jeans, den betörenden Duft des Parfüms und die trendige Kappe wegdenkt.

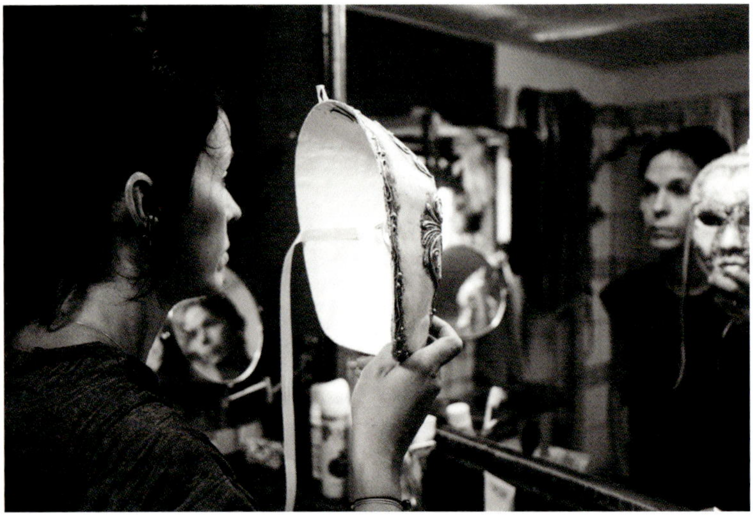

Übung 10: Ich und Selbst

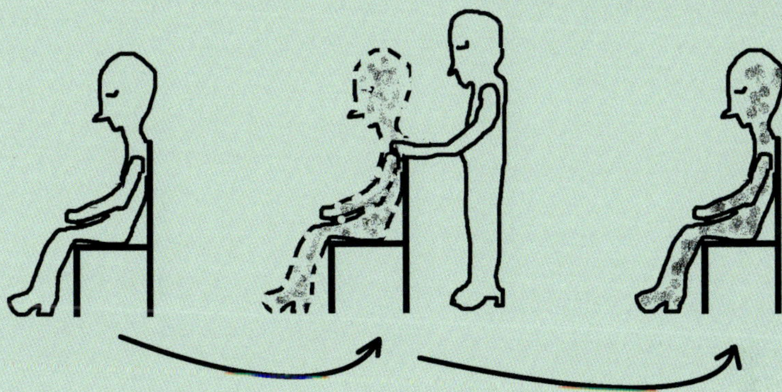

Nehmen Sie auf einem Sessel Platz, lehnen Sie sich entspannt zurück und gehen Sie nun Ihren gesamten Körper in Gedanken durch. Beginnen Sie mit Ihrem Kopf. Wie fühlt er sich an? Wie groß ist er? Gehen Sie dann zu Ihrem linken Arm, zu Ihrer linken Hand. Wie groß ist der Arm, die Hand? Wie fühlen sich der Arm und dann die Hand gerade an? Wandern Sie von einem Körperteil zum nächsten, vom Kopf zu den Armen, zum Brustkorb, zu Ihrem Bauch, Ihrem Unterbauch, den Beinen. Atmen Sie gut ein und aus, spüren und erleben Sie Ihren Körper. Das ist Ihr Ich. Nun stellen Sie sich Ihr Selbst vor. Nehmen Sie eine Vorstellung, die Ihnen entspricht, zum Beispiel eine Art Seele oder Geist, eine beseelte Energie oder einfach „Etwas". Fühlen Sie dieses Etwas in Ihrem ganzen Körper. Gehen Sie in der gleichen Reihenfolge wie zuvor im Geiste durch Ihren ganzen Körper und nehmen Sie Ihr Selbst wahr. Zum Beispiel ist es in Ihrem linken Arm und Sie spüren, dass da etwas ist, das nicht materiell ist, aber da ist, und dass es mit allem verbunden ist. Spüren Sie, wenn Sie durch Ihren ganzen „Selbst-Körper" durchgegangen sind, wie dieser mit allem verbunden ist. Stellen Sie sich vor, dass dieser „Geistkörper" immer schon existiert hat und immer existieren wird und wie gut und sicher es sich anfühlt, ihn als eine Art „Endoskelett", also als inneren Stützapparat mit sich

Fortsetzung auf der nächsten Seite

Hier geht es weiter

herumzutragen! Stehen Sie nun langsam auf und lassen Sie Ihr Selbst auf dem Sessel sitzen. Gehen Sie hinter den Sessel und legen Sie Ihrem Selbst die Hände auf die Schultern. Schließen Sie Ihre Augen und spüren Sie Ihr Selbst, wie es da vor Ihnen sitzt, verbunden mit allem, immer schon da und für immer existent. Spüren Sie die Freude, die in ihm steckt, und dass da kein Leid und kein Schmerz ist. Das Selbst leidet nicht. Das Selbst bewertet nicht. Das Selbst ist einfach da, für immer, für Sie. Es ist „Sie". Sie können nun auch Fragen an Ihr Selbst stellen, im Geiste oder sie auch aussprechen. Hören Sie zu, was das „weise und ewige Selbst" antwortet. Auf einmal haben Sie das gesamte Universum vor sich sitzen und können es direkt befragen! Verbringen Sie so eine gewisse Zeit mit Ihrem Selbst und wenn Sie merken, die Aufmerksamkeit lässt nach oder einfach, dass es nun genug ist, gehen Sie wieder nach vorne und nehmen Sie auf dem Sessel Platz. Spüren Sie, wie das Selbst sich wieder mit dem Ich verbindet. Und spüren Sie dieses Glück. Vielleicht spüren Sie auch Liebe. Tragen Sie Ihre Erfahrungen in Ihr Glücks-Tagebuch ein.

Das Ich und das Selbst

Sie haben bereits gehört, dass die Upanischaden die „Wissenschaft der Innenschau", welche über mehrere Jahrtausende betrieben wurde, dokumentieren. Dabei geht es nicht um die Dokumentation von „großartigen Ideen oder Theorien", um „religiöse Konstrukte" oder schöne Worte, die Menschen moralisch manipulieren, sondern um Erfahrung. All das Wissen kann man nachprüfen, wenn man tief in sich hineinblickt und sich auf die Reise in das eigene Selbst begibt. Manche beschreiben das, was man da ganz tief drinnen findet, als Licht, sodass jene, die dieses Licht gesehen haben, als „Erleuchtete" bezeichnet werden. Eine dieser Erfahrungen ist die Unterscheidung zwischen dem Ich und dem Selbst. Verschiedene Traditionen haben verschiedene Namen dafür. Die Upanischaden sprechen von **„Jiva"** als dem Ich und „Purusha" als dem Selbst. Das Yogasutra spricht von Citta als dem Ich und Drashta als dem inneren Seher, dem Selbst.

Alles, was sich verändert und bewegt, kann sterben. „Nur das ist real, was sich niemals verändert“, spricht der große südindische Mystiker **Shankara** (788–820). In der Yogatradition sagt man, dass das Ich nur in dieser Welt existiert und eine Art Fahrzeug ist, um uns in der Welt der materiellen Dinge zu bewegen. Das Selbst ist unsterblich, war immer da und wird immer da sein. In verschiedenen Religionen spricht man von der unsterblichen Seele.

Alles bewegt sich in unserer realen Welt. Selbst unsere Persönlichkeit ist ständigem Wandel unterworfen. Was ist denn unsere Persönlichkeit, unsere Psyche? Die Summe von Gedanken, Gefühlen und Trieben, teilweise bewusst, noch viel mehr unbewusst. Und diese Persönlichkeit ist vom Beginn unseres Lebens bis zu unserem Tod einem ständigen Wandel unterworfen. Betrachten wir unseren physischen Körper: Sehen wir uns nach 80 Jahren Leben noch selbst ähnlich? Da ist etwas, was man herauslesen kann, aus einem Gesicht, den Augen, aus einem Lächeln, das gleich ist beim Baby und bei dem 80-jährigen Greis. **So funkelt das Selbst durch uns hindurch.** Es ist kein Zufall, dass man dies meist am **Lächeln** festmacht, der Freude, dem **Gefühl des Herzens**, dort, wo man traditionell den Sitz des Selbst oder der Seele beschreibt. Oder überlegen Sie, wer Sie sind! Was antworten Sie, wenn ich Sie frage, wer Sie sind? „Ich bin Arzt. Ich bin Familienvater. Ich bin verheiratet. Ich bin erfolgreicher Musiker. ...“ Meist beschreiben wir uns anhand des Berufs, den wir ausüben, oder identifizieren uns mit den Erfolgen, die wir erzielt haben. „Kennt mich der nicht? Weiß der nicht, wer ich bin?!“, fragt zum Beispiel ein Prominenter ganz entrüstet, wenn er irgendwo unfreundlich behandelt wird. Wir definieren uns durch unser Tun. Doch man ist nicht Arzt, man übt den Beruf des Arztes aus. Man ist nicht Schauspieler, man macht etwas gut und bekommt dafür zum Beispiel Ruhm und Bekanntheit.

Sie wissen bereits, dass das eine Verwechslung ist. Sie verwechseln das Ich, die Maske, mit dem Selbst. Wäre es schlimm, wenn Sie „nur der Arzt“ oder „nur der Familienvater“ oder „nur der erfolgreiche Musiker“ wären? „Wer bin ich?“

Übung 11: „Wer bin ich?“

Stellen Sie sich die Frage und betrachten Sie sich im Spiegel. Wie sehen andere Sie? Erkennen diese vielleicht nur Ihre Wut oder Ihre Unzufriedenheit? Sind Sie das wirklich? Sind Sie die Summe all Ihrer Emotionen und körperlichen Zustände? Macht das Ihre Persönlichkeit aus? Ist all das unsterblich? Sie wissen bereits, dass nur das stirbt, was sich verändert. Das, was unveränderlich ist, stirbt niemals. Aber wenn ich nicht weiß, wer oder was das ist? Dann erleben Sie Ihren Tod bloß als das „Sterben des Ich“. Wenn Sie aber das Selbst, das ewig ist, einmal „sehen“ durften, wissen Sie, dass Sie unsterblich sind, weil das Selbst niemals stirbt. Halten Sie Ihre Gedanken dazu im Glücks-Tagebuch fest.

Sie müssen nicht den Glauben des alten Indien oder den Glauben anderer Weltreligionen übernehmen, dass es eine unsterbliche Seele oder ein Selbst gibt. Es ist ein tröstlicher Gedanke und in der Meditation kann man die Erfahrung machen, fühlen, dass es so ist. Für den Moment entscheidend ist einzig, dass Sie erkennen, dass Sie eine Maske in dieser Welt tragen und die Welt durch eine getönte Brille betrachten, welche Ihre Wahrnehmung subjektiv färbt. Wissen bedeutet zu erkennen, dass das aber nicht die reale Welt ist.

Sie fragen sich jetzt vielleicht: Ja, aber wer bin ich denn dann, wenn ich nicht meine Gefühle und meine Sichtweise bin, meine Vorstellungen und Gedanken, meine Erfahrungen und Prägungen, meine Träume und Zukunftsvisionen? Genau diese Frage möchte ich mit Ihnen vertiefend anschauen: **Wer bin ich?**

Übung 12: Die Meditation

Wenn Sie sich kennenlernen möchten, brauchen Sie einen Platz in Ihrer Wohnung, Ihrem Haus, Ihrer Umgebung, ohne Ablenkung. Richten Sie sich bitte einen sicheren Ort ein. Das kann eine Ecke in Ihrem Zimmer sein, mit einer Yogamatte und einem Sitzkissen, ein Sofa oder ein einfacher Sessel an einer Stelle, wo Sie sich geborgen und geschützt fühlen. Der sichere Ort soll ein realer Ort des Friedens sein, auf den Sie sich vielleicht untertags schon freuen und den Sie dann auch in der Vorstellung aufsuchen können. Nehmen Sie an diesem Ort eine bequeme, aufrechte Sitzhaltung ein. Das Aufrichten des Körpers hilft, um auch geistig aufgerichtet zu sein, und es vertreibt die Müdigkeit. Wenn es bequemer für Sie ist, können Sie sich auch am Sofa, dem Sessel oder der Wand anlehnen. Möglich ist der Schneidersitz und jede Form von Yogasitz, den Sie ohne große körperliche Anstrengung einnehmen können. Die Hände können Sie auf den Knien ablegen oder ineinander verschränken. Die Augen sollten nicht ganz geschlossen sein, weil Sie sonst „wegdriften". Bleiben Sie „da", präsent, und blicken Sie auf einen Punkt vor sich, eine Stelle auf dem Boden oder auf der Wand. Es ist sehr schwierig, nichts zu denken, und es braucht jahrelange Übung. Aber das ist auch gar nicht notwendig. Denken ist erlaubt. Bleiben Sie nur bei den Gedanken nicht kleben. Unser Geist möchte ständig beschäftigt werden, was man im Buddhismus als „Affengeist" bezeichnet. Wenn also Gedanken daherkommen, lassen Sie diese ziehen wie Wolken am Himmel. Nicht bewerten, nicht wütend werden, einfach ziehen lassen. Diese Betrachtung eines Punktes vor Ihnen und das „Ziehenlassen" der Gedanken können Sie täglich ein paar Minuten lang üben. Bewerten Sie diese Minuten positiv: „Endlich muss ich einmal nichts tun und kann einfach nur sein!" – „In dieser Zeit brauche ich keine Lösungen zu finden." – „Ich lasse die Gedanken einfach Gedanken sein." – „Eine Auszeit vom Alltag – herrlich!"

Aus diesem einfachen Meditieren heraus können Sie sich nun zum Beispiel auf Ihre Atmung oder eine Vorstellung konzentrieren: Bei Ihrer Atmung beobachten Sie, wie Sie langsam ein- und ausatmen. Freuen Sie sich, dass Ihre Lunge das kann und um Sie herum so viel gute Luft ist. Sie können sich den Herzraum unter Ihrem Brustbein vorstellen, ihn in Ihrer Fantasie ausweiten, damit Sie viel Platz im Brustkorb haben und sich frei fühlen. Sie können auch gedanklich eine Kerze in Ihren Herzraum stellen und beobachten, wie die Flamme flackert, welche unterschiedlichen Helligkeiten sie hat und dann die Flamme zur vollkommenen Ruhe bringen. Sie können aber auch etwas in aller Ruhe durchdenken und nachfühlen. Wenn Sie dabei wunderbare Erfahrungen machen oder Erkenntnisse gewinnen, wäre das einen Eintrag in Ihrem Glücks-Tagebuch wert.

Dazu gleich die nächste Übung.

Übung 13: „Wer bin ich?“ – Meditation

Nehmen Sie eine entspannte Sitzposition an Ihrem sicheren Ort ein, kommen Sie zur Ruhe, lenken Sie Ihre Aufmerksamkeit auf Ihren Atem, freuen Sie sich über die Fülle an wunderbarer Luft, die Sie einatmen können, und lassen Sie diese, ohne sie festzuhalten, in der Ausatmung frei ziehen. Üben Sie das ein paar Minuten lang. Stellen Sie sich nun all Ihre Gefühle und Gedanken als einen großen Vorhang vor. In dem Vorhang hängen dann noch Ihre Wertvorstellungen, Ihre Glaubenssätze, Ihre Pläne und Ziele. Alle Gedanken hängen da, all Ihre Gefühle von Wut, Zorn, Liebe, Hass, Trauer, Angst und Freude. Betrachten Sie diesen dicken Vorhang mit Ihrem geistigen Auge. Nun schieben Sie ihn zur Seite. Was sehen Sie? Was erleben Sie? Geben Sie sich genügend Zeit, um das zu erspüren. Beenden Sie die Meditation, indem Sie um sich blicken und den Raum, in dem Sie sich befinden, wahrnehmen. Sie sollen wissen, dass Sie ab nun immer in diesen Bereich hinter dem Vorhang zurückkehren können, wenn Sie wollen. Das muss nicht nur während einer Meditation sein. Bitte schreiben und malen Sie Ihre Erfahrungen in Ihr Glücks-Tagebuch.

Viele Menschen, die diese Übung machen, beschreiben, dass hinter dem Vorhang Friede, Stille und Freiheit herrschen. Das sind Sie selbst, wenn es einmal still wird in Ihnen und Sie all den Ballast an Gedanken und Gefühlen zur Seite schieben können. Und da sind Sie schon viel näher an Ihrem Selbst dran, als Sie vielleicht denken ...

Die Suche nach Sukha

Wir sind alle auf der Suche nach Glück. So gehen wir auf einen Jahrmarkt, fahren mit dem Ringelspiel, essen Langos und trinken Bier, lachen mit Freunden und sind glücklich. Wir spielen Spiele, haben Spaß beim Skifahren oder Rodeln, lachen beim Après-Ski und sind glücklich. Wir laufen einen Marathon und sind glücklich, weil wir unter drei Stunden gelaufen sind. Sobald wir frei haben, setzen wir uns ins Auto und fahren in die Berge, besteigen diese oder klettern steile Wände hoch. Glücklich sind wir dann, wenn wir auf dem Gipfel sitzen und zuschauen, wie die Sonne untergeht. Samstagabends gehen wir auf Partys, feiern mit Freunden und lassen es uns so richtig gut gehen. Am Sonntag schlafen wir richtig lange, nehmen dann einen Brunch bei guter Jazz-Musik zu uns, gehen am Abend

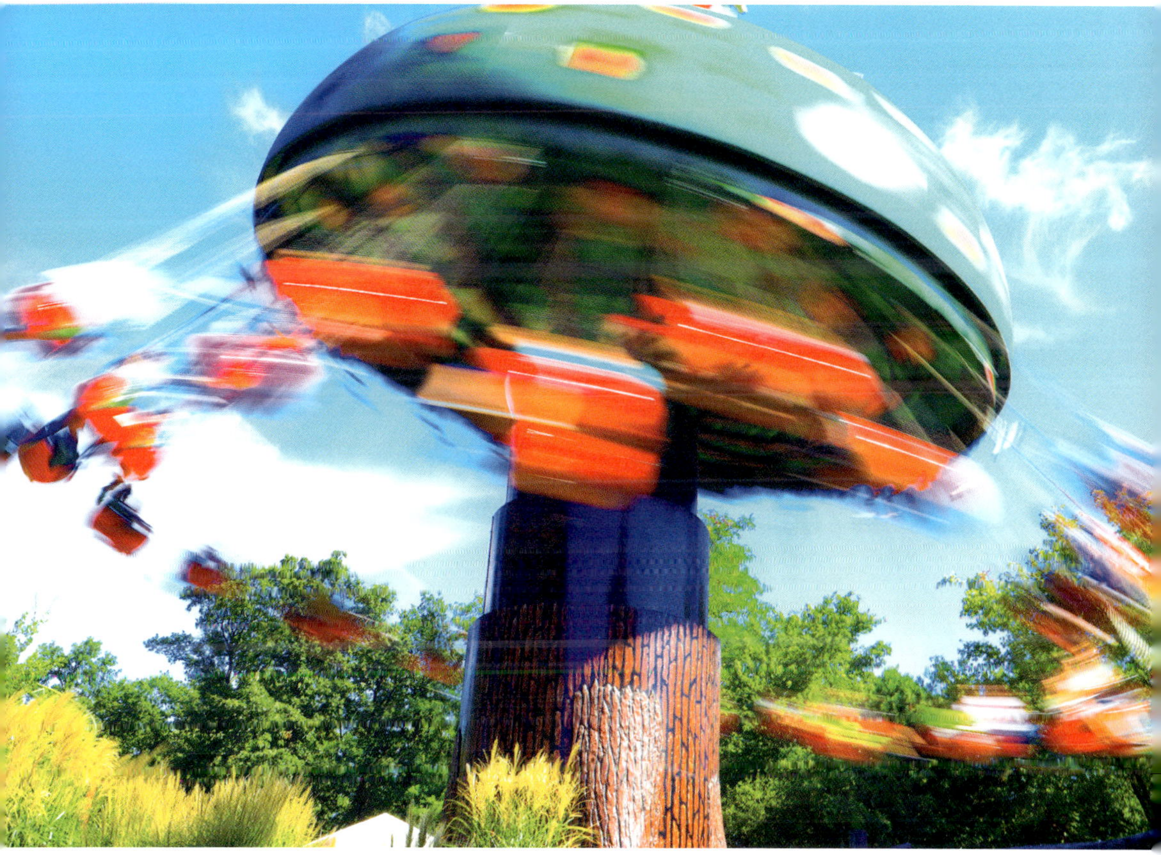

dann noch in die Sauna und lassen den Tag mit ein paar Drinks ausklingen. Dann sind wir glücklich.

Doch was ist, wenn Sie einmal nicht mehr das Geld haben, sich einen Skiurlaub leisten zu können oder wenn das Auto eingeht? Was ist, wenn das Knie so wehtut, dass Sie nicht mehr laufen können? Was ist, wenn Sie ein Ohrgeräusch so quält, dass Sie unmöglich einen lauten Jahrmarkt aushalten? Was ist, wenn Ihre Leberwerte so ansteigen, dass Ihnen Ihr Arzt jeglichen Alkohol verbietet? Was ist, wenn Sie krank werden? Wo ist dann Ihr Glück?

Wissen im buddhistischen Sinne bedeutet, die wahre Natur der Dinge zu erkennen. Im Yoga würde man sagen, dass all diese Partys, den Jahrmarkt, das Bergsteigen und das Après-Ski das Citta, ihr Ich, gefeiert hat. Aber vielleicht war all dieses Feiern nur eine Flucht „vor sich selbst" (vor dem eigenen Selbst), eine Ablenkung, um nicht über die wichtigen Dinge und die großen Fragen Ihres Lebens nachdenken zu müssen. Vielleicht bevorzugen Sie die oberflächliche Freude, den Spaß, weil Ihnen das andere viel zu anstrengend erscheint. „Ich weiß eh, ich sollte mich mehr um meine Beziehung kümmern und diese einmal in Ordnung bringen!", denken Sie vielleicht. Doch Sie scheuen die Konfrontation. Dann lieber doch Party …

Stellen Sie sich vor, Sie räumen Ihre Wohnung auf, wobei Sie den anfallenden Mist nicht entsorgen, sondern einfach in ein Zimmer werfen, das Sie nicht brauchen. Die Wohnung sieht nun aufgeräumt aus. Aber dieses eine „Mist-Zimmer" wird immer voller und eines Tages werden Sie die Tür kaum noch zumachen können. Irgendwann platzt Ihnen die Tür auf und all der Mist flutet richtiggehend Ihre Wohnung …

Übung 14: Ablenken

Überlegen Sie, womit Sie sich täglich ablenken, um nicht die wahren Probleme angehen zu müssen. Wovor laufen Sie davon? Ist das Problem wirklich so groß? Was können Sie tun, um es zu lösen? Seien Sie ehrlich mit sich selber und schreiben Sie Ihre Gedanken in Ihrem Glücks-Tagebuch auf.

Dinge im Leben aufzuschieben, wegzusperren oder zu verstecken kann eine gute Idee für eine kurze Zeit im Leben sein, wenn es akut nicht anders geht. Aber es kommt immer der Zeitpunkt, an dem man sich dem Dreck, den Entscheidungen und den Problemen stellen muss. Wenn man ständig oberflächliche Freude, schnellen Spaß und ablenkende Partys braucht, ist das oft ein Zeichen dafür, dass zwischen Ihnen und dem Glück ein Zimmer vollgestopft mit Müll und Abfall ist ...

Auf der Suche nach Glück treten immer wieder Hindernisse auf. Spannenderweise fallen uns meist die Hindernisse mehr auf als die Hinweise am Weg zum Glück ... Das Streben nach Glück hat in unserer Gesellschaft auch etwas von „Esoterik", von Geheimwissenschaft, den Beigeschmack von „Egotrip" und Selbstfindung. Aber genau das ist es nicht!

Fangen wir mit den Hindernissen an.

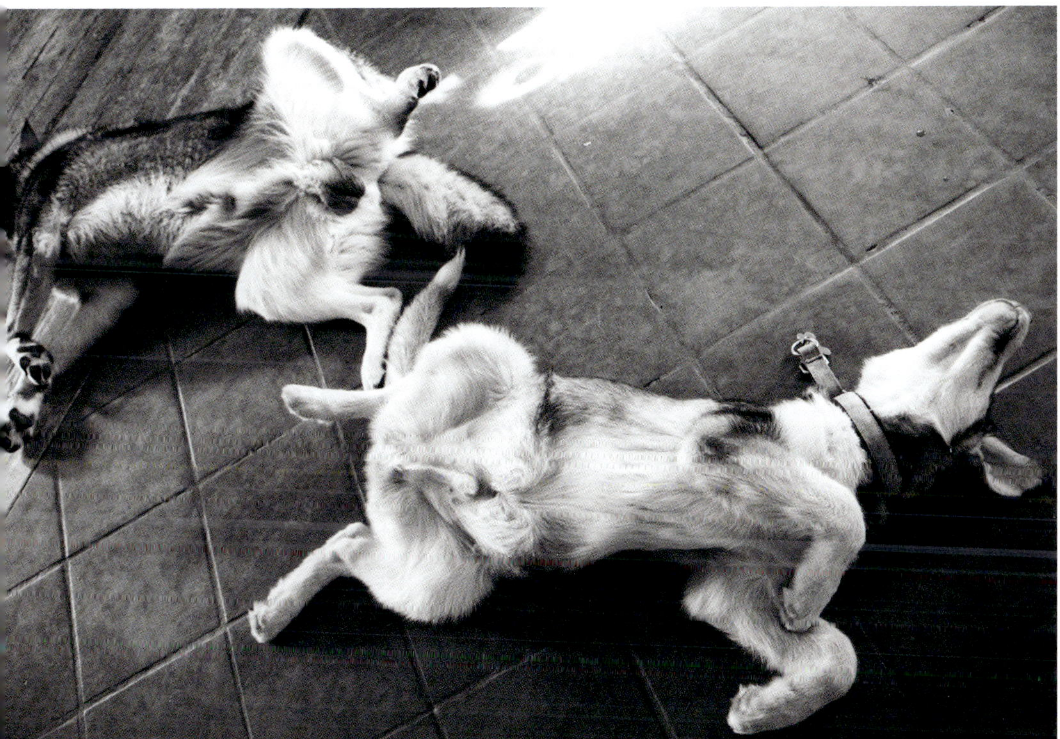

Der Yoga-Weg und die Hindernisse des Glücks

Wir haben schon festgestellt, dass es äußeres und inneres Glück gibt, dass äußeres Glück oft zeitlich begrenzt und mit der Angst behaftet ist, man könne es verlieren. Äußeres Glück ist von so vielen Faktoren abhängig, die man alle nicht in der Hand hat. Außerdem verwechseln wir „Spaß haben“ und „Party machen“ oft mit Glück. Doch tatsächlich ist es oft ein Versuch der Flucht aus dem eigenen Leben und vor den wirklich wichtigen Themen des eigenen Lebens.

Wir wissen bereits, dass ein **Egotrip** uns nicht glücklich macht. Zu groß ist die Versuchung, unser Citta, unser Ich, für unser Selbst zu halten und uns über unser Aussehen, unseren Beruf, unseren Ruf, unsere gesellschaftliche Stellung oder unsere Kraft zu definieren. Das ist **Avidya**, die **verhängnisvolle Verwechslung.** Selbst Yogis und Yoginis, also männliche und weibliche Yoga-Praktizierende, sind ständig der Gefahr der Bewunderung ausgesetzt, weil sie so großartig aussehen, von Herzen strahlen und so weise erscheinen. Die Bewunderung stellt sie auf ein Podest und macht es ihnen schwer, am Boden zu bleiben.

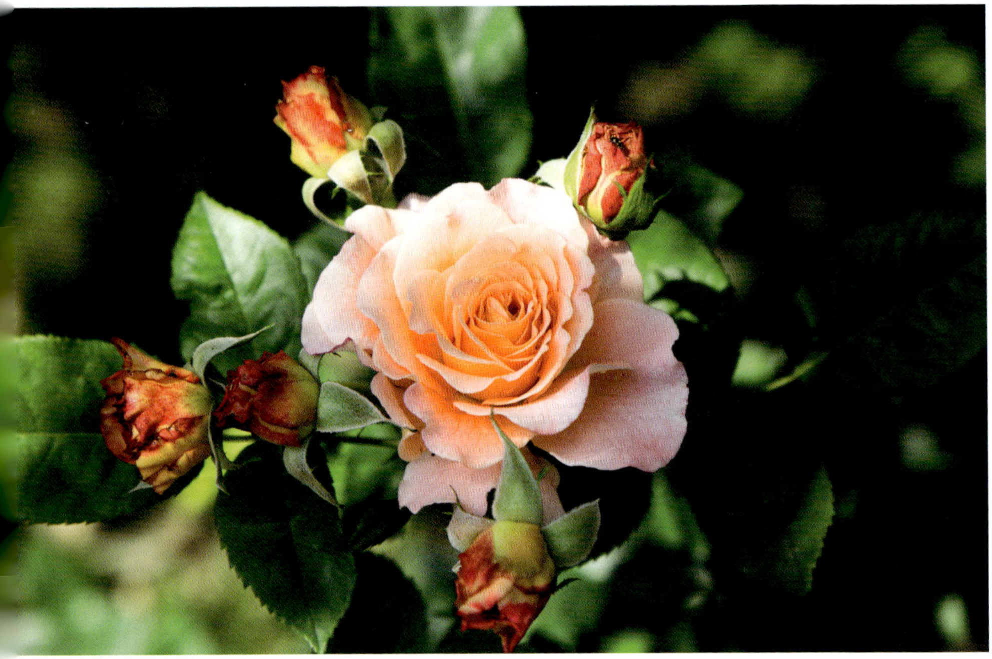

Der **Yoga-Weg** bedeutet, sich im Rahmen seiner eigenen Möglichkeiten und Fähigkeiten täglich zu bemühen, das eigene Ego möglichst klein zu halten und die Welt so zu sehen, wie sie tatsächlich ist, und danach zu handeln. Am Ende des Weges steht **Kaivalya**, die Freiheit, die es einem ermöglicht, **die eigene Natur zu leben** und **wahrhaft glücklich** zu sein. Unser Herz ruht in Zufriedenheit und Vertrauen, begehrt nicht, sondern nutzt sein Strahlen, um auf die Welt zu wirken, um Handlungen zu setzen, die reinen Herzens sind und anderen auf ihrem Weg zu helfen und sie zu begleiten, um das Leid der Welt kleiner zu machen. **Kaivalya entspricht einem tiefen inneren Glückszustand.** Doch um dort hinzugelangen, müssen wir erst einmal den Vorhang aus Gedanken und Gefühlen hinter uns lassen (siehe „Wer bin ich?“ – Meditation auf Seite 46) und so manche Hindernisse überwinden.

Die fünf Kleshas

Die **fünf Kleshas**, die fünf **störenden Kräfte**, machen es einem nicht leicht, auf diesem Pfad zu bleiben (siehe Yogasutra ab 2.3): Weil man sein Ich in dieser Welt für sein Selbst hält, „verwechselt“ **(Avidya)**, kommt es zu Egoismus **(Asmita)**. Der Egoismus fordert die eigene Befriedigung **(Raga)**. Wird diese verwehrt, entstehen blinder Hass und blinde Wut **(Dvesha)**. Weil wir in all den weltlichen Erscheinungen so verhaftet sind mit unserem Denken und Fühlen, unserer Sicht auf uns selbst und die anderen, überkommt uns eine tiefe Angst, das alles zu verlieren **(Abhinivesha)**, vor allem die Angst vor dem Tod.

Die **Verwechslung (Avidya)** ist der Keim aller anderen Kleshas. Es liegt an uns, zuzulassen oder zu verhindern, dass bzw. wie sehr der Keim in uns wuchert und unsere Persönlichkeit dominiert. Jede Verwechslung beginnt damit, dass ich Vergängliches für unvergänglich halte. Wir glauben, dass es „immer so sein kann“ und haben Angst davor, dass es doch nicht so ist und wir alles verlieren. Wie ein Kind, das die Hand der Mutter ganz fest hält, damit sie nicht weggeht. „Ich muss nur noch ein bisschen fester halten, dann kann sie gar nicht weggehen!“, denkt das Kind. Doch die Mutter muss in die Arbeit gehen und löst sich vom Griff des Kindes, egal, wie fest dieser

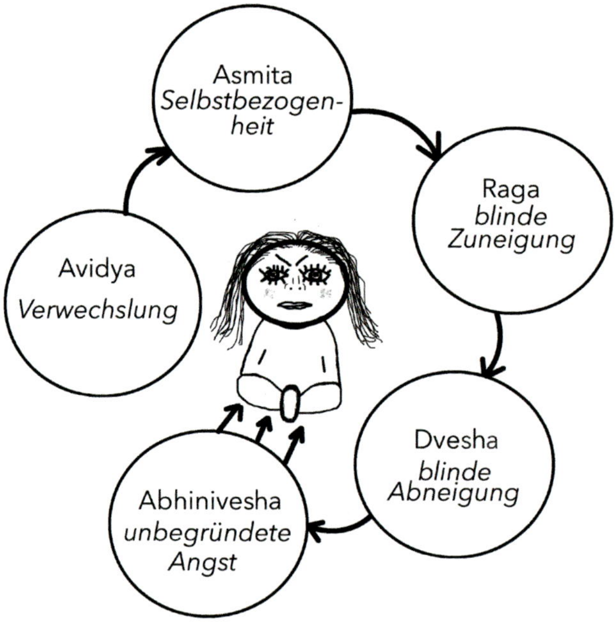

Fünf Kleshas

ist. Das Kind brüllt und schlägt um sich, doch die Mutter muss gehen. Dieses Festhalten nennt man im Buddhismus **Anhaften**. Je **fester wir anhaften, desto schmerzlicher wird die Loslösung.** Wir wollen uns nicht damit abfinden, dass die Zeit um ist, dass der Chip, der das Fahrzeug beim Autodrom antreibt, abgelaufen ist, klammern uns am Lenkrad fest und müssen vielleicht gewaltsam aus dem Auto entfernt werden. Je mehr wir anklammern, desto schwieriger wird es. Je mehr wir im Leben an Materiellem anhaften, desto schwieriger wird es, dieses einmal loszulassen. „Besitz belastet", lautet ein Sprichwort. Es beschreibt gut, wie sehr uns Besitz, die Verantwortung für ein Haus, ein Grundstück, ein Auto oder einen anderen Gegenstand, ankettet und unfrei macht. Gandhi antwortete einmal auf die Frage, ob man dann gar nichts besitzen solle, folgendermaßen: „Du kannst etwas besitzen, aber du darfst daran nicht anhaften." Wenn wir an einem Gegenstand, einem Haus, einem Pferd oder einem anderen Menschen anhaften, besitzt es oder er uns, macht uns unfrei, raubt uns unsere Freiheit und wir können niemals Glück erlangen.

Übung 15: Avidya

Was ist die Verwechslung Ihres Lebens? Tun Sie so, als würde jemand oder etwas in ihrem Leben für immer bestehen? Oder verwechseln Sie Unwichtiges mit Wichtigem, indem Sie sich ständig im Leben verzetteln und nie den wichtigen Dingen zuwenden? Oder verwechseln Sie Ihr Leid mit Glück? Halten Sie Ihr leidvolles Leben für „eh nicht schlecht", „könnte schlimmer sein"? Machen Sie sich bitte Notizen in Ihrem Glücks-Tagebuch und dann meditieren Sie an Ihrem sicheren Ort darüber.

Der **Egoismus (Asmita)** ist der nächste Klesha. Im Yogasutra wird beschrieben, dass Citta glaubt, der wahre Seher (Drashta) zu sein und alles wahrhaftig zu sehen und zu wissen. Ich habe neben Medizin noch Musik (Klavier und Komposition) studiert und war einmal zu einem Konzert eines jungen Komponisten eingeladen. Nach dem Konzert bin ich zu diesem hingegangen, habe ihm gratuliert und von oben herab „Weiter so!" gesagt. Ich war vielleicht fünf Jahre älter als er und hatte bereits die Überzeugung, ich könne „ein Urteil fällen". Meine damalige Freundin hat mich darauf hingewiesen, wie überheblich das geklungen hat. Da ist es mir erst bewusst geworden. **Überheblichkeit ist die Frucht des Egoismus**. Der Egoist strebt ständig danach, sich selbst zu bevorteilen. Ihm ist es wichtig, dass die eigenen Wünsche erfüllt werden. Für den Egoisten gilt: „Zuerst ich!" Er nimmt sich viel zu wichtig und bezieht alles, was passiert, auf sich. Der Egoist macht sich gerne größer, so wie ein Hahn sich aufplustert, um größer zu wirken. Der **Vergleich** ist das, was ihn antreibt, der **Neid** das, was ihn beflügelt.

Eine krankhafte Ausprägung des Egoismus ist der **Narzissmus**, was umgangssprachlich als „Selbstverliebtheit" und „Selbstbewunderung" übersetzt wird. Der Narzisst verhält sich so, als ob die ganze Welt sich ausschließlich um ihn dreht. Er behandelt andere Menschen mit **Verachtung**. Sein Leben dreht sich immer nur um sich selbst und die **eigene Befriedigung**. Dass dabei vielleicht andere zu Schaden kommen, sieht er nicht. Der Narzisst ist oft wie ein König, der hoch oben auf seinem Thron sitzt und alles beherrscht. Er sieht oft nicht einmal, wie einsam er ist …

Übung 16: Egoismus

Nehmen Sie sich etwas Zeit, um darüber nachzudenken, wie weit Sie Ihr Ego im Griff hat. Wenn Sie etwas tun, denken Sie da zunächst einmal an sich selbst? Vergleichen Sie sich ständig mit anderen? Spüren Sie in sich nach, ob Sie das unfrei macht und ob Ihnen Ihr Ego nicht vielleicht im Weg steht ...

Der nächste Klesha ist **Raga**, die **blinde Zuneigung**, die eigene Befriedigung. Man glaubt, dass man glücklich ist, weil einen etwas glücklich macht. Man verwechselt das Objekt, das einen glücklich macht, mit dem Glück (Sukha) selbst. Wir wissen alle, dass das nicht funktioniert, oder? Wie lange fühlen Sie sich glücklich, wenn Sie sich neue Schuhe gekauft haben? Zwei Wochen? Und dann? Dann kaufen Sie die nächsten Schuhe? Oder wir sagen, dass wir, wenn wir endlich dieses großartige Haus besitzen, glücklich sein werden. Aber wer besitzt da wen? Ich bin gezwungen, alles für das Haus zu tun, damit ich glücklich bin. Aber bin ich es dann wirklich? Glück über Besitz zu definieren führt oft zu einem **Suchtverhalten**. Am Anfang der Sucht steht das Gefühl unglücklich zu sein. Dann hat man zwei Möglichkeiten: Man **flieht**, indem man eine Droge nimmt oder in die Welt der Computerspiele oder in Fernsehserien hineinkippt, was einen kurzfristig „wegbeamt" und all die eigenen Probleme vergessen lässt. Oder man tut etwas, was **kurzfristig glücklich** macht, man dann aber ständig braucht, weil das Gefühl, glücklich zu sein, ja nicht anhält: Einkaufen, Sex, Extremsport, Essen, Konsum jeder Art. Raga kann einen auch in der Vergangenheit festhalten. Wenn man zum Beispiel einer verlorenen (auch eingebildeten) Liebe aus der **Vergangenheit nachhängt** und so lebt, als könnte diese jederzeit wieder aufflammen ...

Übung 17: Blinde Zuneigung

Nehmen Sie sich noch ein bisschen Zeit, um dem Gesagten nachzuspüren. Gibt es in Ihrem Leben Dinge, die Sie glücklich machen, bei denen Sie aber bemerken, dass Sie ständig „Nachschub" brauchen, damit dieses Gefühl, glücklich zu sein, nicht weggeht oder damit es schnell wiederkommt? Spüren Sie nach, ob Sie dabei nicht ein oberflächliches Glücksgefühl mit tiefem Glück verwechseln ...

Der nächste Klesha ist **Dvesha**, die **blinde Abneigung**. Hier projizieren wir das Leid, das uns widerfährt, auf eine Person, eine Situation, einen Gegenstand, eine Begebenheit. Wir verwechseln unseren Schmerz mit „Schmerzauslösern", die aber gar keine sind, und dann verwechseln wir den Schmerz noch mit uns: „Ich bin Leid." – „Ich bin krank." Daraus entsteht ein **Leben der Vermeidung**: Man vermeidet alles, was einem nicht guttut und irgendwann geht es nur mehr um Leid. Die **krankhafte Ausformung** wäre daher die **Depression**, die krankhafte Beschäftigung mit dem „unechten" körperlichen Leid die Hypochondrie.

Übung 18: Blinde Abneigung

Bitte spüren Sie auch hier in Ruhe nach. Machen Sie Menschen, Situationen oder Gegenstände für Ihr Leid, Ihren Schmerz verantwortlich? Doch sind sie es wirklich? Erkennen Sie das, was Ihr Leid auslöst und trennen Sie es gedanklich von Ihrem Leid. Machen Sie sich ein paar Notizen Ihrer Gedanken.

Der nächste Klesha ist **Abhinivesha**, die **unbegründete Angst.** Abhinivesha bedeutet im ursprünglichen Wortsinn „das Festhalten an etwas" und meint das **Festhalten am Leben.** Dazu gehört auch die Vorstellung der Wiedergeburt. Wir hier im Westen sagen, dass alles vorbei ist, wenn der Körper stirbt. Der Yoga-Weg erinnert uns daran, dass alles Wissen aus Erfahrung stammt. Dinge muss man erlebt haben, um Wissen über sie zu erlangen. Denken Sie an eine Geburt. Wir Männer, die keine Kinder gebären können, werden nie wissen, wie das ist. Denken Sie an die Kindererziehung. Man kann noch so viel darüber lesen, aber wirklich wissen, wie es ist, Kinder zu haben, wird man erst dann, wenn man tatsächlich welche hat. Wir haben eine natürliche Angst vor dem Tod, damit wir nicht leichtfertig mit dem Leben umgehen. Diese Angst beschützt uns und sie wird zum Vorschein kommen, wenn es gilt, unser Leben zu schützen, zum Beispiel beim Stehen auf einer hohen Klippe mit der Gefahr hinunterzustürzen. Angst verstärkt sich, wenn man tatsächlich etwas erlebt hat, das die Angst nährt. Wenn man zum Beispiel schon mehrmals von einer Klippe gestürzt ist, löst vielleicht bereits das Bild einer Klippe Todesangst aus.

Viele Menschen haben Angst vor dem Tod, welche sie in ihrem Alltag behindert, obwohl sie nie etwas Schlimmes erlebt haben. Das hat zur Folge, dass wir das Leben festhalten wollen. Weil uns das Urvertrauen fehlt, dass Leben und Sterben einem großen natürlichen Zyklus folgen und alles gut ist, klammern wir uns am Leben fest und bekommen Panik bei dem Gedanken, dass es bald enden könnte. Es wird bald enden, in „kosmischen Dimensionen“ gedacht bereits in ein paar Sekunden.

Daher hilft uns der Yoga-Weg. Wenn man die Erfahrung macht, dass das Leben eben nicht mit dem körperlichen Tod endet, braucht man die Angst vor dem Tod nicht mehr zu haben. Meine Familie und ich leben mit vielen Tieren zusammen. Schon mehrmals habe ich erlebt, dass sich Tiere am Ende ihres Lebens zurückziehen, von der Herde und der Familie weg, um sich zum Sterben hinzulegen. Ich kann natürlich nicht sagen, was Tiere in diesem Moment erleben, aber es sieht so aus, als sei es ganz natürlich und selbstverständlich, als habe das Tier am Ende des Lebens keine Angst, als könne es dem natürlichen Lauf der Dinge vertrauen, als wisse es, dass das nur ein Schritt in einem großen Zyklus ist …

Übung 19: Unbegründete Angst

Denken Sie in Ruhe über folgende Fragen nach: Wovor haben Sie Angst und gibt es einen Grund für diese Angst? Woher kommt sie? Wie sehr verhindert diese Angst, dass Sie glücklich werden können? Fühlen Sie in Ruhe nach, ohne in die Emotion hineinzugehen. Betrachten Sie die Angst so, wie ein Zuschauer ein Schauspiel auf der Bühne betrachtet. Und machen Sie sich bitte Notizen in Ihr Glücks-Tagebuch.

Dies waren die fünf Kleshas, die fünf störenden Kräfte. Positiv formuliert verankern uns die Kleshas im Leben, im Citta, und bieten uns viel Raum für Entwicklungsmöglichkeit, negativ interpretiert können sie unser Leben dominieren und uns unfrei machen. Daher ist es wichtig, sie in sich zu erkennen, mit ihren Chancen und Gefahren, und gegenzusteuern, falls sie unser Leben dominieren. **Die beste Krankheit ist „keine Krankheit".** Es gar nicht erst so weit kommen zu lassen, dass die Kleshas zu einer Krankheit unseres Lebens werden, ist die beste Form der Kleshas. **Nicht die Unkrautsamen gießen und düngen! Zu wissen, dass diese Samen da sind, hilft, sie trocken zu lagern.**

Karma: Handlung und Wirkung

Lassen wir die Kleshas in uns ungezügelt wirken, verändern sie unseren Charakter, unsere Persönlichkeit, unser Denken und Fühlen, und das führt unweigerlich zu **Handlungen, die uns selbst oder anderen Leid zufügen,** die uns vielleicht im Nachhinein „leidtun". Der erste so wichtige Schritt, um das zu vermeiden, ist zu erkennen, wie weit die Kleshas bereits in Ihnen gewachsen sind. Daher ist die Innenschau so wichtig.

„Handlung" bedeutet im Sanskrit **Karma**. Dabei steht Karma nicht nur für die Handlung selbst, sondern auch die **Auswirkung der Handlung**, also das, was durch die Handlung verursacht wird. Wenn wir weitläufig von „Karma" sprechen, meinen wir meist die Auswirkung im Jetzt durch eine Handlung in der Vergangenheit. Jede Handlung hat eine Auswirkung, einen Effekt. Und für jede Handlung gibt es einen Grund, dass sie passiert, eine Wurzel. Es ist schwierig zu sagen, wo der Kreislauf anfängt. Wie wächst eine Sonnenblume? Man nimmt einen Sonnenblumenkern und setzt ihn ein. Aber der Sonnenblumenkern kommt von einer anderen Sonnenblume. Was kommt zuerst: der Kern oder die Sonnenblume? Die Henne oder das Ei?

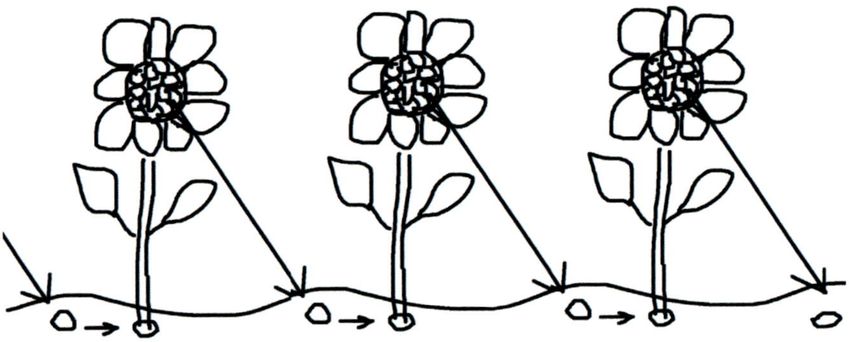

So weiß man auch nicht, wo Karma begonnen hat. Es ist einfach da. Die Wurzeln der Handlungen sind die Kleshas, die störenden Kräfte. Neigt man zu bestimmten Handlungen, so bedeutet das, dass man etwas immer wieder tun wird. Das ergibt ein **Handlungsmuster**, im Sanskrit **Samskara**. Ein Beispiel: Jemandem ist sein Aussehen sehr wichtig, er definiert sich über sein Aussehen (Asmita als eine Form der Kleshas). Das geht so weit, dass er sich die Nase operieren lässt. Die Handlung, Karma, ist die Operation. Nun gefällt ihm seine Nase gut, aber die Lippen sind ihm zu klein. Nächste Operation. Und so geht es weiter und weiter. Durch die Ich-Bezogenheit (Asmita) kommt es zu einer Handlung, und wenn diese Handlung einmal gesetzt ist, werden immer wieder ähnliche Handlungen folgen.

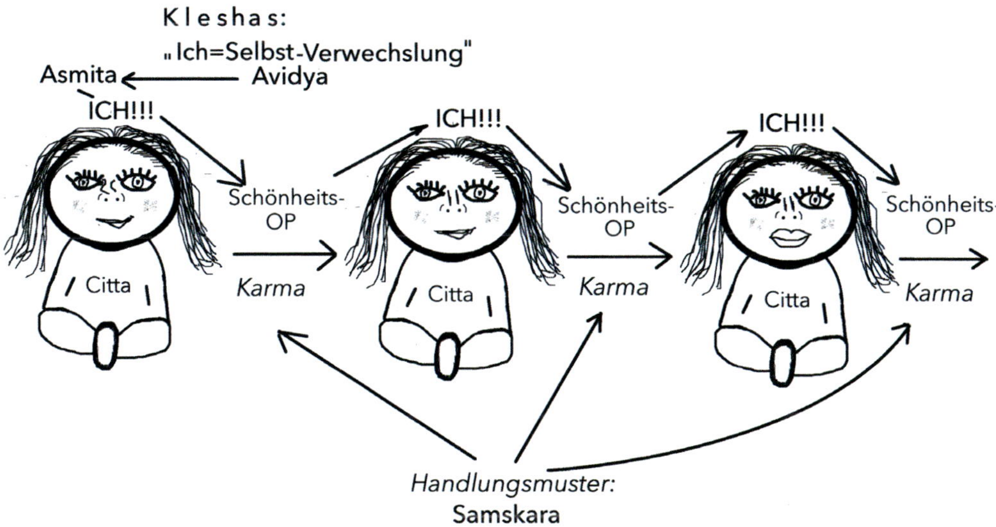

Wenn man merkwürdige Neigungen hat, setzt man regelmäßig merkwürdige Handlungen und diese Handlungen führen zu drei Effekten, die man als Fragen an sich selbst stellen kann:

1. Macht mich die Handlung glücklich oder unglücklich?
2. Wie lange bin ich dann glücklich oder unglücklich?
3. Wie hoch muss die Intensität meiner Handlung sein, damit ich etwas von dem Effekt spüre?

So kann es sein, dass ich jedes Mal die Intensität der Handlung steigern muss, um noch den gleichen Effekt zu erzielen, ein Teufelskreis, der mich immer tiefer in das Handlungsmuster und die zugrundeliegenden Kleshas hineintreibt.

Karma muss aufgelöst werden, damit man aus dieser Spirale wieder herauskommen kann. Das heißt: Klesha als die Wurzel des Unkrauts ausreißen und damit das Wachstum der Pflanze „Karma“ beenden und so das neuerliche Ausstreuen des Samens aus der Frucht der Pflanze „Samskara“ beenden.

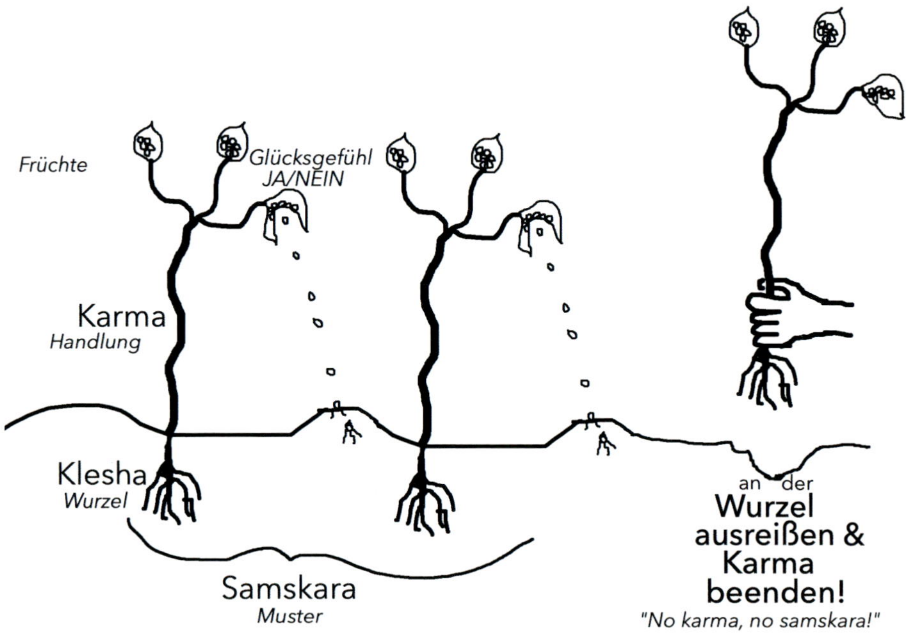

Wenn man mit seiner Handlung etwas Gutes tut, erlebt man Glück und Freude. Wenn man Schlechtes tut, wird man es bereuen und darunter leiden. Unsere Aufgabe ist es zu erkennen, was wir mit unseren Handlungen anstellen, welche Saat wir ausstreuen und was durch unser Zutun alles auf der Welt ausgelöst wird.

Übung 20: Karma

Nehmen Sie sich genügend Zeit, vielleicht eine halbe Stunde, in der Sie ungestört sind und ziehen Sie sich an Ihren sicheren Ort zurück. Nehmen Sie eine entspannte Sitzhaltung ein, konzentrieren Sie sich auf Ihren Atem und beginnen Sie mit der Meditation.

Wenn Sie bereit sind, denken Sie über das Thema „Karma" nach. Stellen Sie sich die „Probleme der Welt" wie zum Beispiel die Umweltverschmutzung, den Klimawandel oder einen Krieg vor. Was ist die Ursache, was die Wirkung? Wo kann man den Kreislauf, das „Handlungsmuster der Welt" durchbrechen? Wichtig ist, dass Sie Zusammenhänge sehen und erkennen, nicht bewerten. Das Prinzip „Ursache und Wirkung" bestimmt die ganze Welt. Und jetzt denken Sie an Ihr Karma, Ihre Handlungen und die Folgen daraus. Inwieweit sind Sie selbst Teil von diesem großen Kreislauf der Welt? Was tun Sie im Kleinen, in Ihrem Alltag, was das Leben anderer Menschen oder Lebewesen beeinflusst? Überlegen Sie, was Sie an Ihren Handlungen ändern könnten, damit mehr positive Effekte entstehen. Würde Ihnen das nicht guttun? Würden Sie nicht selbst die Wirkung spüren, wenn Sie für andere anders handelten? Wenn Ihr Kopf voll ist mit all den Gedanken, lassen Sie auch diese Gedanken los und ziehen, wie Wolken am Himmel. Konzentrieren Sie sich wieder auf Ihre Atmung. Spüren Sie, wie jeder Atemzug, der einströmt, Ihnen Kraft und Energie verleiht. Spüren Sie, wie befreiend es ist, den Atem auch wieder ziehen zu lassen. Mit dem Atem sind Sie mit der Welt verbunden. Pflanzen haben für Sie Sauerstoff hergestellt, damit Sie leben können. Die Luft, die Sie atmen, atmen alle Menschen unserer gemeinsamen Welt. Über sie sind wir alle miteinander verbunden. Und durch unsere Handlungen und deren Wirkung wird die gesamte Welt verändert. Nach Beendigung Ihrer Meditation machen Sie sich bitte ein paar Notizen in Ihrem Glücks-Tagebuch.

Die Befreiung

Hinter dem Vorhang Ihrer Gedanken und Gefühle verbergen sich innerer Frieden und Freiheit. Dort wollen wir hin. In der „Wer bin ich?"-Meditation (siehe Seite 46) können wir üben, den Vorhang zur Seite zu schieben und zu erleben, wie es sich anfühlt, frei von Gefühlen und Gedanken zu sein. Dort dürfen Sie auch jederzeit wieder hin! **Meditation** bedeutet nicht nur, dass Sie sich vor oder nach der Arbeit an Ihren sicheren Ort begeben, zurückziehen und **Kraft aus der Stille und der Kontemplation ziehen**. Das ist wunderschön und sollten Sie auch täglich üben. Nicht viel darüber nachdenken, einfach machen, so wie Sie sich täglich die Zähne putzen. Doch Sie können auch untertags, während der Arbeit, sich vielleicht nur für ein paar Sekunden oder wenige Minuten in sich zurückziehen, ein schönes Bild aus dem Inneren aufrufen wie einen der Glücksmomente, die Sie sich in der Übung „Glücksmomente" (siehe Seite 14) aufgeschrieben haben. Oder nehmen Sie das Bild vom „überwundenen Leid" Ihres Lebens (siehe Seite 16). Wenn Sie sich das vergegenwärtigen, können Sie sich sagen: „Na, ich habe schon so viel im Leben geschafft. Das werde ich dann wohl auch noch leicht schaffen!" Vielleicht haben Sie ja auch ein Bild vom Glück in Ihrem Kopf gespeichert wie in „Kleine Momente des Glücks" (siehe Seite 20), welches Sie sich jederzeit kurz im Geiste hervorholen können. Sie können aber auch kurz über ganz besondere Glücksmomente meditieren, wie in „Die Zeit vergessen" (siehe Seite 22), oder Sie vergegenwärtigen sich in einem Moment der Stille, den Sie sich zum Beispiel untertags in Ihrem hektischen Berufsleben einfach gönnen, Ihre Bestimmung, warum Sie auf dieser Welt sind (siehe „Meine Bestimmung" auf Seite 24). So lernen Sie, dass Ihr **friedvolles Inneres** immer für Sie da ist.

Die Konzentration auf den **Atem** hilft Ihnen, sich zu sammeln, wieder zu sich zu finden, ruhig zu werden, indem Sie den Atem verlangsamen und damit Raum für Ruhe im Kopf und Platz für eine kurze Meditation schaffen.

Um nicht im Strom der Kleshas mitgerissen zu werden, müssen wir uns nur deren Gegenteil vor Augen führen. Gegen den Strom zu schwimmen geht dann gut, wenn dieser noch nicht zu kräftig ist. Regel Nummer eins lautet daher: Sobald Sie die

Kraft eines Kleshas, einer störenden Kraft, durchschaut haben, steuern Sie dagegen! Unkraut soll man dann ausreißen, wenn es noch nicht geblüht und seine Samen verteilt hat! Die Wurzel aller Kleshas ist Avidya, die Verwechslung. **Lassen Sie nicht aus den Augen, worum es im Leben wirklich geht!** Geht es wirklich um Ihr Äußeres oder hadern Sie damit, älter zu werden? Schönheit ist eine Sache, die von innen kommt. Bewerten Sie Ihre Falten neu! Lächeln oder lachen Sie sich im Spiegel an und freuen Sie sich daran, wie Ihre Falten das Lachen verstärken. Und wenn Sie sich so ansehen im Spiegel, blicken Sie in Ihre Augen: Da ist noch das Kind, das Sie einmal waren, und durch die Augen lächelt Sie Ihr Selbst, Purusha, an. Dem ist es vollkommen gleichgültig, wie Sie aussehen. Wichtig ist, dass Sie da sind, Ihr wahres Selbst, in Ihren Augen, in Ihrer Seele.

Bekommen Sie einen klaren Blick auf die Dinge, wie sie wirklich sind! Lassen Sie Ihren Blick nicht durch die getönte Brille des Citta beeinflussen! Sehen Sie, was wirklich wichtig ist und lassen Sie das Unwichtige weg! Erkennen Sie, was weise ist und was dumm. Und handeln Sie danach. Seien Sie kein Schaf, das der Herde nachläuft. Die Herde will immer zum Futter und zum Wasser. Sagen Sie einfach: „Ich habe schon gegessen und getrunken." Nur weil alle etwas tun, müssen Sie das nicht tun. Lassen Sie sich nicht davon beeindrucken, was andere sagen und denken, wenn Sie glauben, dass es nicht richtig ist. Eine eigene Meinung zu haben, eine eigene Vorstellung, sich Ihre eigenen Gedanken und Schlüsse zu einer Sache zu bilden, ist ein Zeichen dafür, dass Sie Ihrem Citta nicht blindlings folgen. Die Belohnung ist **Klarheit im Kopf, Friede im Herzen** und **ein reines Gewissen**. Gerade Ihr Gewissen oder Ihr Hausverstand kann Sie leiten, das Richtige zu tun, moralisch und ethisch richtig zu handeln. Hinterfragen Sie allgemeine Meinungen und Modeerscheinungen. Folgen Sie keiner Vorverurteilung. Nutzen Sie Ihren klaren Blick, um Klarheit um Sie herum zu schaffen. So kommen Sie Ihrem inneren Frieden und wahren Glück ein Stück näher.

Übung 21: Innere Sammlung

Ziehen Sie sich an Ihren sicheren Ort zurück, nehmen Sie eine aufrechte Sitzposition ein und kommen Sie in Ihrem Körper an. Richten Sie nun Ihre ganze Aufmerksamkeit auf ein Objekt in Ihrem Zimmer oder in Ihren Gedanken. Das kann eine Kerze sein, eine Statue, ein Bild, eine Kuckucksuhr, ein Klavier, was auch immer. Sehen Sie dieses Objekt „klar", so wie es wirklich ist. Vielleicht löst das Objekt Erinnerungen in Ihnen aus, dann lassen Sie diese, ohne sie zu bewerten, ziehen. Vielleicht kommt auch eine Emotion hoch. Dann sehen Sie sich diese Emotion freundlich an und lassen sie ziehen. Wenn Ihr Geist von dem Objekt abschweift, bringen Sie Ihre Aufmerksamkeit jeweils von Neuem zu dem Objekt zurück. So üben Sie „innere Sammlung" und diese wird mit oftmaligem Üben immer länger gelingen. Wenn sich im Sitzen zum Beispiel Ihr Körper meldet, korrigieren Sie einfach Ihre Sitzposition. Wenn Sie schläfrig werden, machen Sie ein paar kräftige Atemzüge, richten Sie sich wieder körperlich auf, ändern Sie Ihren Blick oder das Objekt. Sie brauchen einen klaren Blick und klare Gedanken, um die Machenschaften des Citta zu durchschauen.

Asmita – der Egoismus, die Selbst- oder besser Ich-Bezogenheit – kann man **Altruismus** entgegenstellen. Altruismus ist ein Begriff, den der Philosoph Auguste Comte im 19. Jahrhundert geprägt hat. Altruismus bedeutet Selbstlosigkeit (besser: „Ich-Losigkeit"), Uneigennützigkeit, und ist ein Denk- und Handlungsmuster, das durch Rücksicht auf andere gekennzeichnet ist. Das klassische Beispiel für Altruismus ist eine Mutter, die alles tut, damit es ihrem Kind gut geht. Diese Verhaltensweise ist auch in der Natur stark ausgeprägt. Ein Muttertier opfert sich, um sein Kleines zu beschützen. Der Leitwolf stellt sich vor das Rudel, um es zu verteidigen, ohne dabei an seinen eigenen Vorteil zu denken. Kranke Tiere ziehen sich von der Herde zurück, um diese nicht zu gefährden.

Altruismus ist der Schlüssel zum Glück.

Es gibt keine größere Ich-Verkettung als den Egoismus und den Narzissmus! Doch man kann niemals glücklich sein, wenn man sich nur um sich und seine eigenen Belange kümmert. Das ganze Leben eines Egoisten ist eine Folge von seelischer Selbstbefriedigung und geistigem Selbstbetrug. Der Betrug fängt schon damit an, dass man sich ständig einreden muss, glücklich zu sein, wenn man dies oder jenes hat, wenn man dies oder jenes tut, wenn man dieser oder jener ist. Selbst die Jubelrufe der „Fan-Gemeinde" sind Betrug, da die „Fans" meist nur ein Stück vom Kuchen abhaben wollen, sich einfach im Schein des anderen wärmen möchten. Egoisten ziehen Egoisten an.

In der Yogatradition spricht man von **Karma-Yoga**, dem Yoga der Tat, dem Yoga des selbstlosen Handelns. Bei diesem Weg steht im Vordergrund, die **Anhaftung an weltliche Ziele und Interessen des Ichs abzulegen** sowie zum Wohle anderer zu handeln. Ein leuchtendes Beispiel des Karma-Yoga ist **Mahatma Gandhi**. Dabei geht es weniger darum, allen Besitz zu verschenken, sondern darum, die Anhaftung an den Besitz loszulassen und das Handeln in den Dienst der Mitmenschen zu stellen. Zum Beispiel ist es dann als Unternehmer nicht wichtig, dass man viel Profit macht, sondern dass es allen Mitarbeitern und Mitarbeiterinnen gut geht, sie durch die Firma ein glückliches Leben führen können und dass die Menschen, die die Produkte der Firma kaufen, ein gutes, faires und sinnvolles Produkt bekommen.

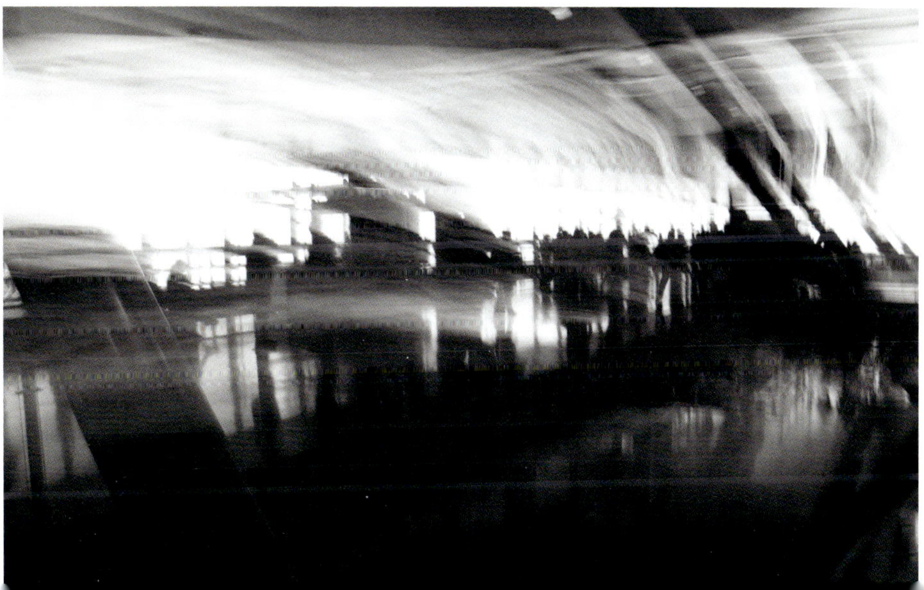

Ein ganz wichtiger Schritt aus dem egoistischen Handeln heraus ist der **Verzicht**. Gandhi, auf die Frage, ob er sein Leben in „25 Worten zusammenfassen könnte“, antwortete: „Das kann ich in drei!“ und zitierte die **Isha-Upanischad**: „Verzichte und genieße!“ Man soll auf die Früchte des Erfolgs verzichten. Die „gute Tat“, das Handeln für die anderen, und mit sich im Reinen zu sein ist Genuss pur! Wer nicht anhaftet an Materiellem, an Erfolgen, wer sich frei machen kann von seinen Gelüsten, der Gier und dem zwanghaften „Durch-das-Leben-Rennen“, kann erst wirklich genießen. Und dann braucht es für den Genuss nicht viel: einen Sonnenuntergang, die Sterne am Himmel, in Ruhe dasitzen und atmen, ein einfaches Essen, mit freiem Kopf schlafen gehen, die Blumen gießen, mit dem Hund spazieren gehen, Yoga machen. Wenn man frei wird von der Getriebenheit des weltlichen Seins im westlichen Schein, machen die drei Worte Gandhis Sinn und keine Angst: **„Verzichte und genieße!“**

Der Mensch kann alleine nicht glücklich sein. Das alte chinesische Schriftzeichen für „Mensch“ sind zwei Menschen. Der Mensch braucht ein Gegenüber, um sich selbst erkennen zu können. Steckt er in der alleinigen Betrachtung fest, nimmt er sich seine Menschlichkeit und die Möglichkeit, einfach Mensch zu sein, mit allen Schwächen, Unvollkommenheiten, Unzulänglichkeiten, Verrücktheiten und Spinnereien. Man braucht nicht immer der Beste zu sein, so wie es einem die Werbung oder der Sporttrainer vermittelt. Schwach sein zu können, unvollkommen, zerbrechlich und verletzlich ist Zeichen wahrer Größe. Wir nennen so jemanden „menschlich“. Und als Menschen sind wir natürlicherweise für andere da. Wenn jeder zu seinen Schwächen stehen kann, kann ein anderer die eigene Schwäche ausgleichen. „Zusammen sind wir stark“ erhält so eine andere Bedeutung. Eine Firma im Sinne des Altruismus wird die Mitarbeiter so einsetzen, dass jeder sein eigenes Potenzial ausleben kann und dieses in den Dienst der ganzen Firma stellt. So entsteht Glück …

Ich erlebe in den letzten Jahren eine Umorientierung vieler Menschen, vor allem der jüngeren Generation. Viele wollen nicht mehr bloß einen Job, mit dem sie gut Geld verdienen und sich ein schönes Leben leisten können. Vielen ist es wichtig, durch ihre Arbeit etwas Gutes in der Welt zu bewegen. Viele wollen mit ihrer täglichen Tätigkeit anderen helfen und dabei auch noch nachhaltig sein. **Nachhaltigkeit** ist einerseits ein neues Modewort, dessen sich bedient wird, um Produkte besser verkaufen zu können, andererseits drückt es den Zeitgeist sehr gut aus: Nachhaltig bedeutet, Dinge zu tun oder zu produzieren, die unserer Welt guttun und die verhindern sollen, dass wir unseren Planeten in nächster Zeit unbewohnbar machen. Viele Menschen nehmen den gedankenlosen **Konsumismus**, dem wir hier im Westen frönen können, nicht mehr einfach so hin. Unser Luxus in der westlichen Welt hat einen Preis, den Menschen in armen Ländern mit ihrer Arbeit und ihrem Leben bezahlen. Das Streben der Wirtschaft verliert seine Blindheit, einfach nur zu wachsen, und steuert durch viele Einzelpersönlichkeiten wie Greta Thunberg und andere Umweltaktivisten und -aktivistinnen der jüngsten Generation hoffentlich in eine gute Zukunft. Viele Menschen sind sich mittlerweile des Zusammenhangs zwischen ihrem persönlichen gedankenlosen Konsum und dem Zustand unserer Welt bewusst. Wie viel braucht man denn wirklich, um glücklich zu sein? Welche Bedürfnisse müssen gestillt sein, damit wir uns gut und zufrieden fühlen? Wir müssen lernen zu unterscheiden, zwischen wahren Bedürfnissen und unstillbaren Begierden. Letztere werden immer „Mehr! Mehr!" in unserem Kopf brüllen, erstere sind überschaubar: **Gemeinschaft, Frieden, Selbstbestimmung, Freiheit von Leid. Bedürfnisse, die alle Menschen und Tiere auf dieser Welt verdient haben, befriedigen zu können!**

Die Gemeinschaft der Menschen ist ein wichtiger Punkt, welchen wir zunehmend durch die „Vereinzelung" verlieren. Immer mehr Menschen leben alleine, von ihren Familien getrennt, und doch suchen sie die Nähe zu anderen Menschen, um sich als Mensch fühlen zu können. **Konsumismus ist Ablenkung von der Vereinzelung.** Gerade das Internet, als ein weltumspannendes System, drückt den Wunsch der Zusammengehörigkeit aus. Konsum durch elektronische Hilfsmittel ist oft notwendig, um keine seelische oder physische Einsamkeit zu erleben.

Wie viel Luxus braucht ein Mahl, wenn es in der Gemeinschaft mit lieben Freunden und der Familie eingenommen wird?

Wie viele Urlaube brauche ich, wenn ich nicht mehr getrieben bin von meiner Arbeit zu Hause und mich im Urlaub nicht mehr vor dieser verstecken muss?

Menschen wollen das Gefühl haben, dass alles zusammengehört. Das entspricht unserer Natur, das entspricht dem Selbst. Wir ziehen alle an einem Strang und am Ende des Strangs hängt unsere Welt. Es liegt an uns, sie vor den drohenden Gefahren der Umweltverschmutzung und des Klimawandels zu bewahren.

Es gibt ein berühmtes Foto von den Habseligkeiten Mahatma Gandhis, nachdem er gestorben war. Er, die große Seele Indiens, der sein Land gewaltlos von der britischen Herrschaft befreite, hinterließ seinen schlichten weißen Baumwollumhang, seine Brille, seine Sandalen und sein abgegriffenes Exemplar der **Bhagavad Gita**. In diesem Buch hatte er täglich gelesen, eine, wie er sagte, für ihn unendliche Quelle der Inspiration. Doch natürlich hat er viel mehr hinterlassen, etwas, das durch keinen Reichtum darstellbar und durch kein Gold aufzuwiegen ist. Und sein Geist wird ewig wirken, als Vorbild und Inspiration für kommende Herausforderungen …

Übung 22: Für andere

Nehmen Sie sich bitte etwas Zeit, um über Folgendes nachzudenken: Kennen Sie das Glücksgefühl, das sich in einem breit macht, wenn man für andere da ist, ihnen zuhört und sie tröstet? Kennen Sie das Gefühl, etwas unbedingt haben zu wollen, aber dann zugunsten eines anderen darauf zu verzichten? Fühlt sich das nicht viel besser an, als sich immer vorzudrängen, die anderen beiseitezustoßen, um das eigene Ziel zu erreichen? Ist es nicht viel entspannender, einmal etwas nicht zu besitzen, weil dann die ganze Verantwortung und die Sorgen wegfallen? Kürzlich habe ich unseren Nachbarn getroffen, der seit acht Jahren an einem riesigen Haus baut. Er hat davon gesprochen, wie herrlich es sein muss, ein Vogel zu sein und einfach wegfliegen zu können ...

Aus dem nächsten Klesha, **Raga**, der blinden Zuneigung, kommt man heraus, indem man **seine geistigen Augen aufmacht** und sich nicht blind einem Menschen oder einem Ding an den Hals wirft. Ein typisches Beispiel ist, wenn man die Liebe des Partners mit dem eigenen Lebensglück gleichsetzt.

Dies ist eine große Belastung für den Partner, muss er dann doch die Verantwortung für das Glück des anderen tragen. Sich blindlings in Gefühle, Emotionen zu werfen, ist nie gut. Gefühle, welche uns manipulieren und zu bestimmten Handlungen zwingen wollen, sind ein starker Teil des Citta. Blind sind Gefühle dann, wenn man seine Augen und damit seinen Verstand nicht einschaltet, um ihrem Drängen entgegenzuwirken. Blinder Hass fordert zum Beispiel Gewalt und Vergeltung, blinde Angst, dass man sich versteckt oder sich zurückzieht, blinde Liebe haftet an einem Menschen oder einem Gegenstand an und macht jemanden handlungsunfähig, blinde Trauer wiederum lässt die Seele verhungern. Also Augen auf – auch seelisch gesprochen – und aus der Emotion aussteigen!

Aus **Dvesha**, der blinden Abneigung, auszusteigen, ist ein Prozess. Er beginnt damit, sich nicht all den negativen Emotionen wie Neid, Hass, Eifersucht und so weiter, hinzugeben, wenn sie von Ihnen Besitz ergreifen wollen. Das gelingt nicht von heute auf morgen, aber ein guter erster Schritt ist es zum

Beispiel, wenn Sie Neid empfinden, diesen als Neid zu identifizieren. Auch wenn Sie noch nicht aussteigen können, können Sie das Gefühl klar benennen. Dvesha ist der Nährboden für Vorurteile, für Vorverurteilung, für Rassismus und Ausgrenzung. Am Anfang des Ausstiegs steht der klare Blick auf die Dinge, die intellektuelle Beschäftigung mit den Ursachen, warum zum Beispiel jemand Wut in einem triggert. Nur wenn man es versteht, auflöst und von der betreffenden Person abkoppelt, kann man aus dem Leid, das einem Dvesha verursacht, aussteigen. Wie auch bei Abhinivesha, der unbegründeten Angst, braucht man die Werkzeuge des Yoga-Weges, wie die Innenschau in der Meditation, um aus der Anhaftung an Gefühle aussteigen zu können.

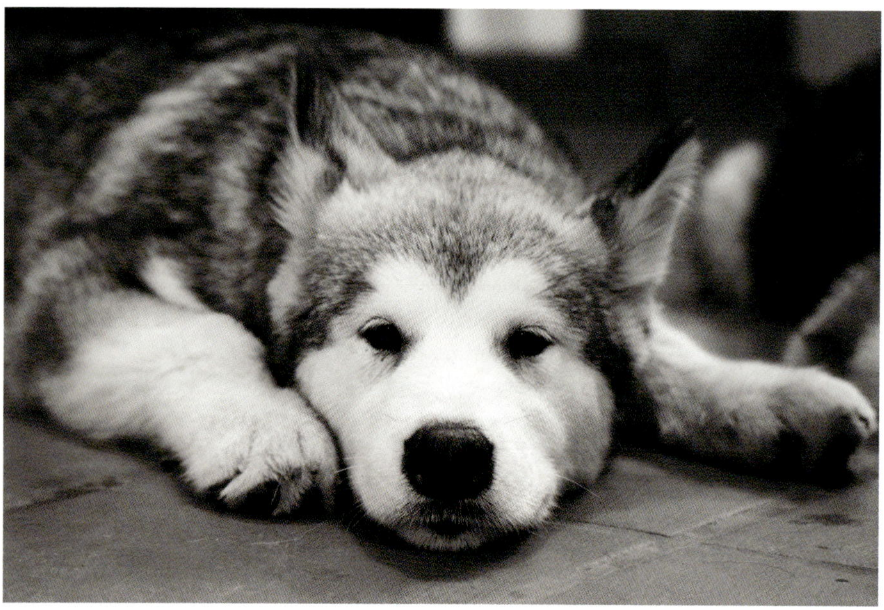

DER BUDDHA

Siddhartha Gautama wurde etwa im Jahr 563 vor Christus geboren. Mündlicher Überlieferung zufolge ist sein Geburtsort Lumbini (heute Rummindai), eine kleine Stadt im heutigen Nepal, nur wenige Kilometer von Indien entfernt. Aufgewachsen ist Siddhartha in der Nähe, in Kapilavastu, im Palast seines Vaters, des Königs Shuddhodana, welcher den Stamm der Shakya regierte. Siddhartha wuchs behütet auf. Es fehlte ihm an nichts. Auf der Haut trug er nur die beste Seide, zu essen bekam er nur die frischesten Früchte und mehrere Köche kümmerten sich täglich um sein Essen – so würde er es später seinen Mönchsbrüdern erzählen. Bei seinen Wanderungen in der Umgebung des Palastes begegnete Siddhartha erstmalig Leid in Gestalt von Krankheit, Alter und Tod. Wie eine Bombe schlug die Erkenntnis der Vergänglichkeit in Siddharthas Bewusstsein ein. Am Weg nach Hause sah er einen Mann am Straßenrand sitzen, aufrecht und unbeweglich, mit geschlossenen Augen. „Channa, welche Art von Mensch ist dieser? Ist er auch tot?", fragte Siddhartha seinen Diener. „Nein, mein Prinz, das ist ein Bhikshu, ein Bettelmönch", erklärte Channa. „Er hat das normale Leben hinter sich gelassen und ist auf der Suche nach dem, was hinter allem steckt. Der Körper wirkt zwar tot, aber der Geist ist hellwach. Sie nennen das Yoga."

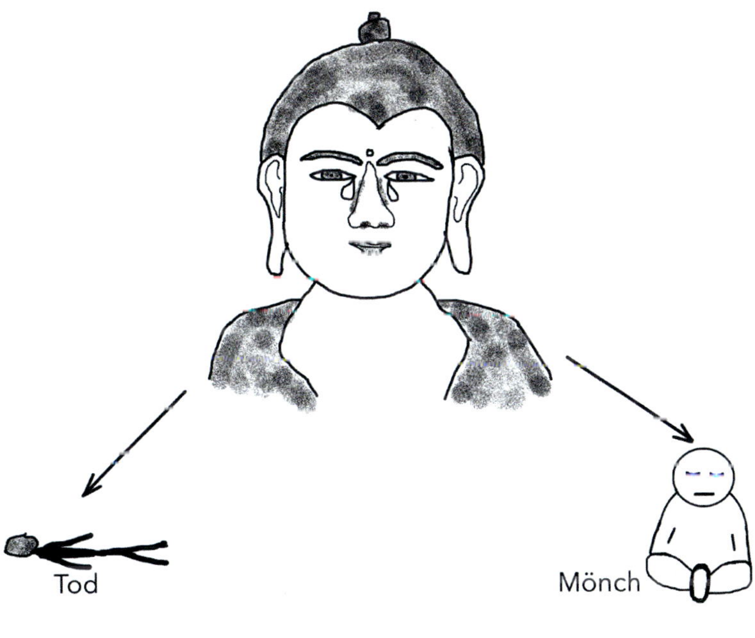

Jetzt, da Siddhartha die Welt, wie sie **wirklich** war, gesehen hatte, eine Welt voller Leid und Schmerz, Krankheit und Tod, wollte er verstehen, warum das so war. Er hoffte, die Bettelmönche des Yoga könnten ihm Antworten liefern. Und so verließ er den Palast, streifte vor dessen Toren sein Gewand ab und bekleidete sich mit gelben Fetzen, die er von den Gräbern verurteilter Verbrecher aufhob. Er schnitt sich sein schwarzes Haar ab und besaß nun nichts mehr außer der gelben Robe und einer Schüssel. Fortan sollte er nur noch das essen, was man ihm als Bettelgabe in diese Schüssel gab. Er wanderte ins Tal des Ganges, dorthin, wo einst die Veden entstanden waren und wo bekannte Eremiten hausten.

In den Wäldern erlernte Siddhartha Yoga und Meditation von den Lehrern, die er fand. Unter ihnen waren zwei angesehene brahmanische Eremiten. Doch sie konnten ihm nicht das geben, was er suchte. Daraufhin zog er sechs Jahre allein durch die Wälder und setzte seinen Körper allen möglichen Arten von Entbehrungen aus. Vielleicht waren seine Lehrer nicht streng genug mit sich gewesen, meinte Siddhartha. Er reduzierte seine Nahrung so weit, dass er schließlich nur mehr ein Reiskorn pro Tag aß, in der Hoffnung, das Hungern könnte sein Ich zum Verschwinden bringen. Die Askese ging so weit, dass er mit der Hand in seine Magengegend drücken konnte und seine Wirbelsäule tastete.

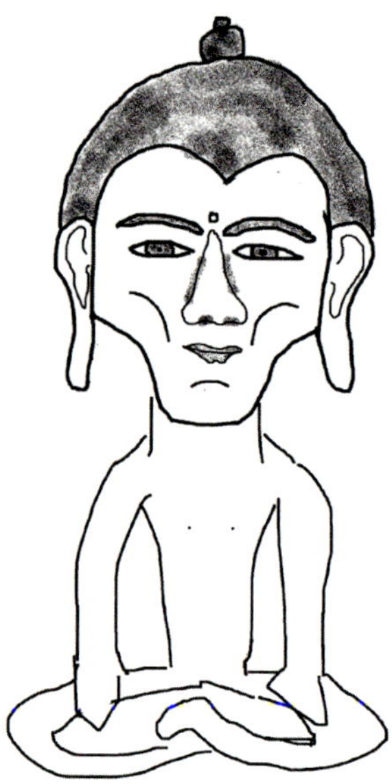

So abgezehrt und abgemagert bemerkte er, dass er gar nicht mehr meditieren konnte. Der Geist konnte sich nicht mehr konzentrieren. Er fand keine innere Ruhe. Das, was er von seinen Meistern gelernt hatte, brachte ihn nicht mehr weiter. Also versuchte er, seinen eigenen Weg zu finden, **mit Meditation, aber ohne strenge Askese.** Er nannte diesen Weg den **„mittleren Weg"**. „Strenge ist es wohl nicht, die den Körper mit seinen Gelüsten zur Ruhe bringt, die einen Wissen lehrt und Freiheit gibt", dachte Siddhartha.

Eines Tages fand Siddhartha, im Alter von 35 Jahren, einen ruhigen Platz unter einer Pappelfeige, am Ufer des Neranjara-Flusses bei Bodhgaya nahe Gaya (im heutigen indischen Bundesstaat Bihar). Unter ihr breitete er seinen Teppich aus, nahm Platz, verschränkte seine Beine und begann in der Meditation ein heiliges Gelübde abzulegen: „Soll mein Körper hier verfaulen, sollen meine Knochen hier verrotten, aber ich werde hier erst wieder aufstehen, wenn ich einen Weg gefunden habe, Verfall und Tod zu überwinden.“

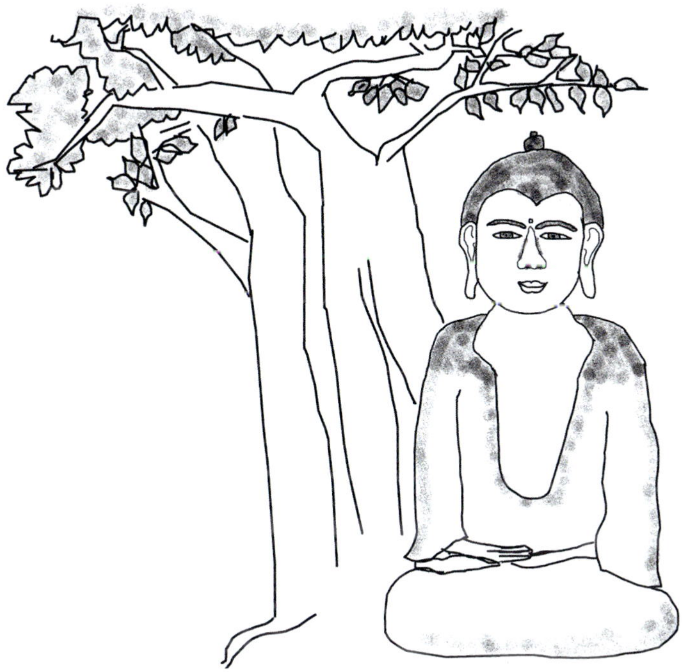

Siddhartha fiel in eine tiefe Meditation. Er glitt in die Stille und Unendlichkeit des Selbst, dorthin, wo alle Gedanken verschwinden und wo Sinneseindrücke und Gefühle keinen Zugang haben. In diesem Zustand der Vereinigung mit allem und allem Nichts verharrte er die ganze Nacht. Bei Tagesanbruch begann der Baum vollends zu erblühen. Eine sanfte Frühlingsbrise bedeckte Siddhartha mit Blüten. Er schlug die Augen auf. Seine alte Persönlichkeit als Siddhartha Gautama war verschwunden. Er war nun der Buddha, „jener, der erwacht ist“. Er hatte das Reich gefunden, in dem es keinen Verfall und keinen Tod gab, das Nirwana.

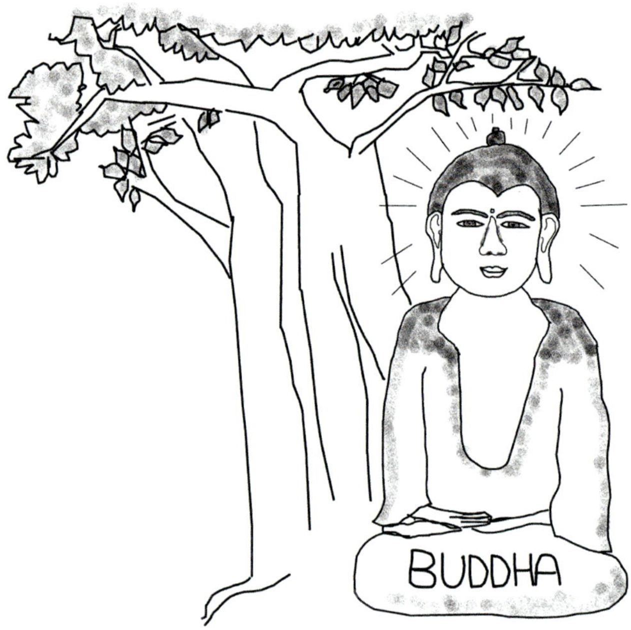

Der Buddha hatte einen Zustand erreicht, der ihn frei und glücklich machte, wo es kein Leid gab. Und Sie wissen, wie das ist, wenn man etwas wirklich verstanden hat im Leben und mit vollem Herzen dabei ist: Dann muss man es einfach weitererzählen! Man darf doch so eine Erkenntnis wie die, auf welche Weise man Leid überwinden kann und glücklich wird, nicht für sich behalten!

Und so brach der Buddha in die Welt auf, um zu lehren. Seine Lehre nannte er Dharma. „Ich nehme Zuflucht zu **Buddha, Dharma und Sangha**", so rezitieren Buddhisten heute die **drei Juwelen**. Sangha meint die Gemeinschaft der Mönche beziehungsweise die Glaubensgemeinschaft.

Der Buddha machte es sich zur Aufgabe, die Welt von Leid und Schmerz zu befreien, quasi als eine Art Arzt, der alle Lebewesen auf dieser Erde heilen möchte. Sein großes Anliegen war es, seine Lehre, sein Dharma, allen zugänglich zu machen, egal von welchem Stand, egal aus welcher Kaste. Damit wollte er den Weg der Erleuchtung aus dem Elitären heben, wie er noch in den Upanischaden beschrieben war. Askese und das Leben eines Yogis sind nicht für jedermann möglich – der mittlere Weg schon. Der Buddha unterwies seine Brüder der Mönchsgemeinschaft und diese Unterweisungen wurden zunächst mündlich überliefert und dann niedergeschrieben. Seine Anleitungen, wie man das Ich befreit, durch alle Bewusstseinsebenen gelangt und schließlich seines Selbst gewahr wird, um fortan gut und gerecht zu handeln, weil man um die Vergänglichkeit aller Dinge und allen Tuns dieser Welt weiß, hat er in einfachen Worten und einfachen Regeln dargeboten.

Die Vier Edlen Wahrheiten

Die Vier Edlen Wahrheiten bilden den Kern der Lehre des Buddhas. Der Buddha sagt (in freier Rede): „Alle Lebewesen haben wahres Glück und wahre Freude, Sukha, verdient! Doch überall findet sich Leid in Form von Unglück, Unbehagen, Schmerz, Sorge, Kummer, Trauer, Unzufriedenheit, Unvollständigkeit, Frustration. Das Leben ist ständige Veränderung. Nichts bleibt, nichts ist stabil. Alles, was sich verändert und einem Wandel unterworfen ist, bringt Leid hervor." Dies ist die **erste Wahrheit.**

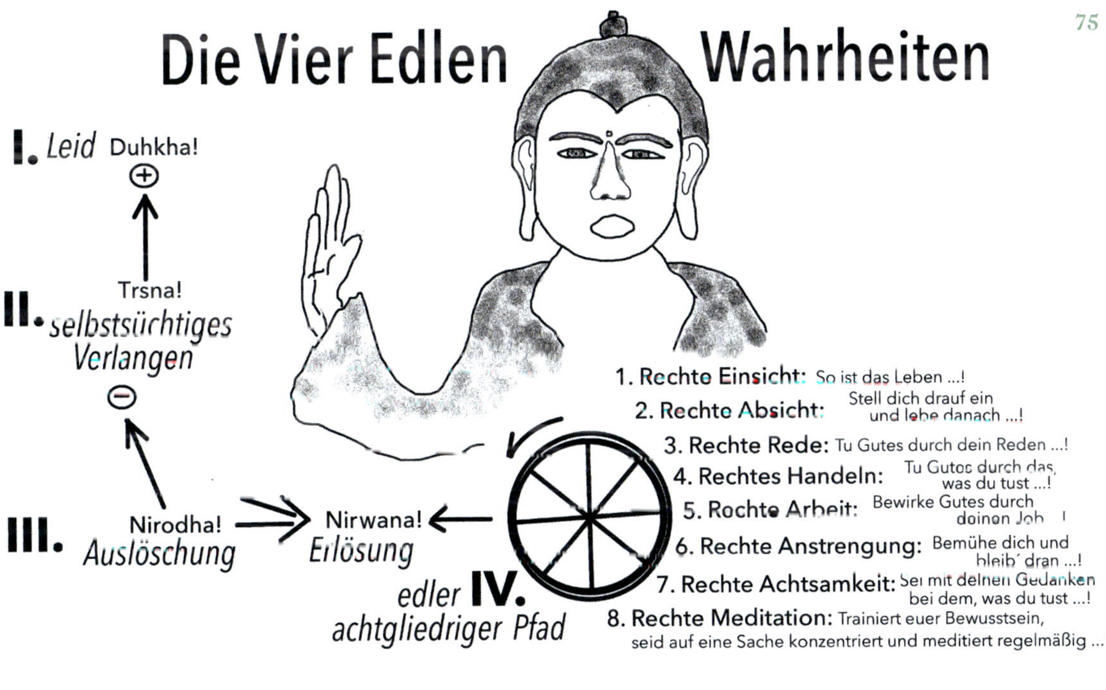

Übung 23: Leid – Duhkha

Nehmen Sie sich Zeit für eine Meditation an Ihrem sicheren Ort. Vielleicht haben Sie schon ein schönes Ritual fürs Meditieren entwickelt: Sie zünden sich eine Kerze an diesem Platz an, entzünden ein Räucherstäbchen, vielleicht haben Sie noch einen Gong oder eine Klangschale, die Sie zum Klingen bringen, bevor Sie in Kontemplation gehen. Solche Rituale helfen, um alle Sinne in Meditationsbereitschaft zu versetzen. Nehmen Sie eine bequeme aufrechte Sitzhaltung ein, senken Sie Ihren Blick auf einen Punkt im Raum oder die Kerze, werden Sie ruhig. Richten Sie langsam Ihren Blick zunehmend nach innen. Beobachten Sie Ihren Atem, wie er kommt und geht und dabei den Brustraum, den „Herzraum", weitet. Konzentrieren Sie sich auf den Herzraum, den Raum hinter Ihrem Brustbein. Legen Sie nun Ihre Hände auf diesen Bereich am Ende des Brustbeins mitten auf Ihrer Brust, und erleben Sie, wie sich der Raum in der Einatmung weitet. Lassen Sie die Ausatmung einfach geschehen … Unterstützen Sie nun die Einatmung und die Weitung Ihres Herzraums, indem Sie in der Einatmung die Arme zur Seite heben und sie in der Ausatmung schützend wieder auf den Herzbereich legen. Nach ein paar Durchgängen lassen Sie die Hände über dem Herzraum liegen. Stellen Sie sich nun ein Leid vor, das Sie im Leben quält, einen Schmerz, eine Kränkung, eine negative Emotion wie Wut und Aggression. Setzen Sie dieses Leid in Ihren Herzraum und spüren Sie, wie das Leid versucht, diesen Raum enger zu machen. Lassen Sie es zu, um das Leid körperlich wahrzunehmen. Und nun weiten Sie Ihren Herzraum wieder, indem Sie in der Einatmung die Arme über den Kopf zur Seite heben und sie in der Ausatmung wieder schützend vor den Herzbereich legen. Wandeln Sie Ihr Duhkha, einen engen Herzraum, in Sukha, einen weiten Herzraum um. Verwandeln Sie Ihr Leid in Freude und erleben Sie körperlich den Unterschied. Nach einer Weile lassen Sie los. Die Freude darf im geweiteten Herzraum verbleiben, falls noch eine Enge, ein Leid, da ist, lassen Sie es den Herzraum verlassen. Setzen Sie zum Schluss noch eine „wahre Freude", etwas, was Sie wirklich glücklich macht, in Ihren Herzraum, wie das Lachen Ihres Kindes oder eine wunderschöne Melodie. Beenden Sie Ihre Meditation, indem Sie den Blick heben, sich im Raum um Sie herum orientieren, tiefer atmen, zum Schluss Ihre Hände vor dem Herzraum falten. Machen Sie eine leichte Verbeugung als Zeichen der Dankbarkeit.

Die **zweite Wahrheit** ist die Ursache des Leids. Das, was die Kleshas „Verwechslung" nennen, nannte der Buddha „Unwissenheit". Die Unwissenheit über die wahre Natur der Dinge (alles ist vergänglich), die Selbstsucht, die Habsucht, der Neid, die Gier sowie das Verlangen, alles besitzen zu wollen, nannte der Buddha **Geistesgifte**.

Übung 24: Unwissenheit

Nehmen Sie sich Zeit, um über die Unwissenheit nachzudenken. Was alles wussten Sie bis vor Kurzem nicht? Hat dieses Buch Ihren Geist schon geweitet? Ihr Wissen über die Natur der Dinge und die Vergänglichkeit vermehrt? Was wissen Sie über das Leid in Ihnen und um Sie herum? Der Nachbar, der immer schreit und Sie damit verärgert – wissen Sie von seinem Leid? Verstehen Sie es? Die Kollegin, die Sie immer so wütend macht – wissen Sie bereits, woher das kommt? Können Sie das Leid mit Ihrem Wissen auflösen? Überlegen Sie sich, was Sie noch alles nicht über das Leid um Sie herum wissen. Welches Wissen brauchen Sie, um das Leid aufzulösen? Bitte machen Sie ein paar Notizen in Ihrem Glücks-Tagebuch.

Wenn man die Geistesgifte beseitigt, dann verschwindet das Leid. Das ist die **dritte Wahrheit**. Wenn das Feuer der Selbstsucht ausgelöscht ist, wenn der Geist frei ist von selbstsüchtigem Verlangen, dann kommen die Sinne zur Ruhe, kehrt Frieden in den Geist ein, der Verstand wird wach und klar, Freude und freudige Erwartung machen sich breit und auch das Gefühl, gesund zu sein, in Seele, Geist und Körper. Diesen Zustand nannte der Buddha **Nirwana** (wörtlich „Erlöschen", „Auflösung", „Erlösung", „Vereinigung mit der Gottheit"). Nirwana bedeutet, dass man den **höchsten Bewusstseinszustand** erreicht hat. Es bedeutet, dass man sein Ich bezwungen und zur Ruhe gebracht hat. Es bedeutet auch, dass man **sein Selbst erlebt und mit allem verbunden ist,** so wie es uns die Brahmanen seit Urzeiten in ihrer Sprache, mit ihren Worten lehren. Hier also schließt sich der Kreis.

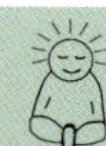

Übung 25: Mein Nirwana

Nehmen Sie sich ein bisschen Zeit, um darüber nachzudenken. Haben Sie schon Ihr persönliches Nirwana erlebt, den Zustand, in dem Ihr Ich verschwindet, Sie den Vorhang aus Gedanken und Gefühlen zur Seite geschoben und das reine Sein, das reine Gewahrsein gespürt haben, in einer Meditation, im Alltag, vielleicht kurz vor dem Einschlafen oder beim Aufwachen, nach einer großen Freude? Schreiben Sie dieses Erlebnis genau auf. Vielleicht machen Sie auch ein Bild dazu in Ihr Glücks-Tagebuch oder kleben ein Foto ein.

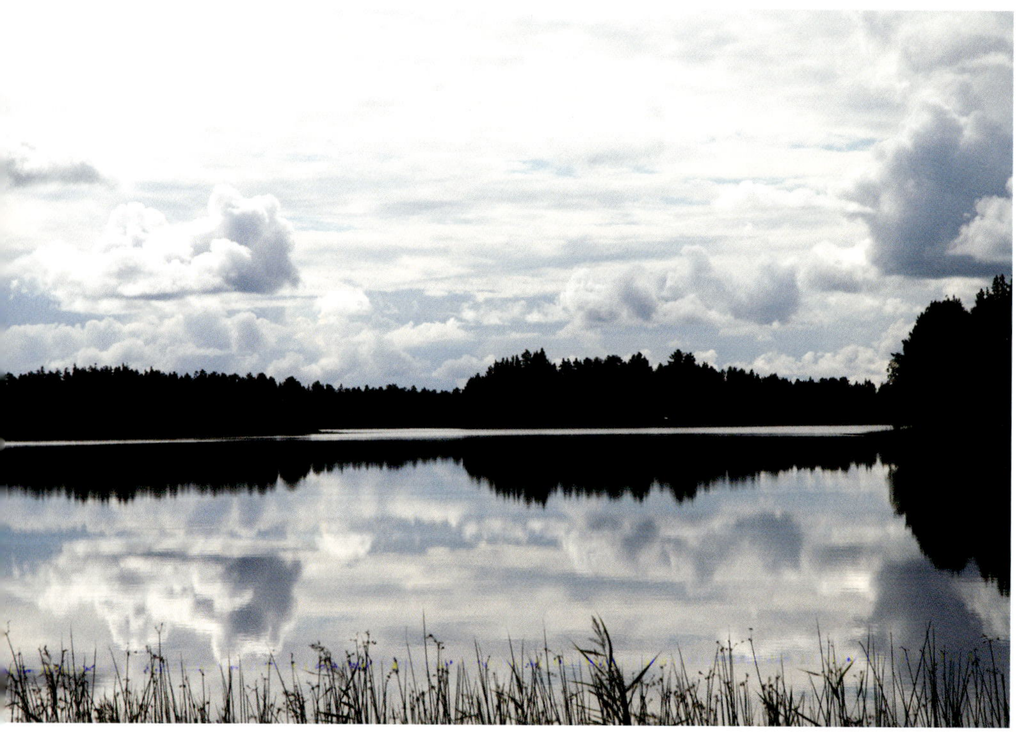

Der achtgliedrige Pfad

Der Buddha sprach weiter (frei formuliert): **„Die vierte Wahrheit,** meine Brüder, ist, dass das Leiden endlich beendet werden kann, wenn man dem edlen **achtgliedrigen Pfad** folgt. Ein Rad braucht acht Speichen, um rund zu laufen. Diese acht sind: **rechte Einsicht, rechte Absicht, rechte Rede, rechtes Handeln, rechter Lebensunterhalt, rechte Anstrengung, rechte Achtsamkeit, rechte Meditation.**“

Rechte Einsicht bedeutet, dass man das Leben so sieht, wie es wirklich ist. Machen Sie sich nichts vor! Alles ist im Wandel – wo soll denn da Stabilität herkommen? Alles verändert sich, nichts bleibt so, wie es ist. Also halten Sie sich nicht an weltlichen Dingen fest! Alles altert und alles stirbt. Das ist der Lauf der Dinge. Nehmen Sie es an!

Übung 26: Rechte Einsicht

Meditieren Sie über die rechte Einsicht. Lassen Sie den Gedanken los, dass etwas für immer so bleibt. Nichts bleibt. Alles verändert sich. Das ist der Lauf der Dinge, der Wandel der Zeit. Unser Leben ist nur ein Wimpernschlag des Universums ...

Rechte Absicht folgt der rechten Einsicht. So wie das Leben eben ist, Ihr Leben, das Leben der anderen, so sollen Sie denken, wünschen und wollen. Denken Sie nichts, was unmöglich ist. Wünschen Sie nichts, was unerreichbar ist. Wollen Sie nichts, was nicht machbar ist. Vergessen Sie nicht, dass alles vergänglich ist! Stellen Sie sich auf den Tod ein, dann wissen Sie, wie Sie zu leben haben!

Übung 27: Rechte Absicht

Meditieren Sie über die rechte Absicht. Stecken Sie sich in Ihrem Leben Ziele, die eigentlich gar nicht erreichbar sind? Setzen Sie sich dadurch sehr unter Druck? Wenn Sie ein Ziel erreicht haben, den Marathon gelaufen sind, was kommt danach? Muss es immer mehr sein? Genügt nicht, was Sie bereits erreicht haben? Können Sie da nicht schon stolz auf sich sein?

Rechte Rede, rechtes Handeln und rechte Arbeit folgen der rechten Absicht. Leben Sie in Harmonie mit dem Leben, den anderen Lebewesen, unserer gesamten Welt! Bewirken Sie Gutes für andere und diese Welt durch Ihre Rede, Ihr Handeln und Ihre tägliche Arbeit! Reden Sie, wenn es dem Recht dient, handeln Sie, wenn es gerecht ist, erledigen Sie Ihre Arbeit gut und tun Sie etwas Sinnvolles für andere. Verdienen Sie kein Geld damit, auf Kosten anderer zu leben oder andere auszunützen. Helfen Sie jenen und beschützen Sie jene, die unterdrückt werden. Unterstützen Sie jene nicht, die anderen Leid zufügen, sei es an Tieren, an Menschen oder an unserer Natur. Alle Lebewesen wollen doch leben dürfen. Alle Lebewesen lieben das Leben. Kein Lebewesen möchte leiden. Alle Lebewesen haben Angst vor Leid und Schmerz. In den Upanischaden wird der Begriff **„Dharma“** für **„die eigene Natur eines Lebewesens“** verwendet. So liegt es in der Natur des Löwen zu jagen, in der Natur des Skorpions, sich mit seinem Stachel zu verteidigen und in der Natur des Menschen, allen Lebewesen zu helfen und ihnen Leid zu ersparen.

Übung 28: Rechte Rede, rechtes Handeln, rechte Arbeit

Denken Sie über die folgenden Dinge nach und nehmen Sie sich einzelne Punkte heraus, um darüber in Ruhe zu meditieren und die Gefühle und Erkenntnisse in Ihren Vorhang sickern zu lassen. Alles Gute, alle positiven Emotionen wie Liebe, Vertrauen, Zuversicht, Freude, machen Ihren Vorhang aus Gedanken und Emotionen löchrig und leichter zu durchdringen.

Rechte Rede: Beobachten Sie einmal einen Tag lang, wie Sie reden, was Sie sagen. Wie oft packen Sie Leid in Ihre Worte, das Sie sich und anderen verursachen: „Na, das kann ja heiter werden!" – „So ein Schwachsinn!" – „Nett, dass du auch einmal vorbeischaust!" – „Wie siehst du denn schon wieder aus?" – „Das schaffst du bestimmt nicht!" – „So ein Trottel!" Wenn Sie sich dabei ertappen, dass Sie so reden, wandeln Sie es gleich in etwas Positives um: „Das ist ja super!" – „Ich freu mich so, dass du da bist!" – „Du hast deinen Look verändert, das gefällt mir sehr gut!" – „Das schaffst du ganz bestimmt. Ich glaube an dich!" – „Dem können wir in seinem Leid helfen." Lassen Sie spitze, zynische und sarkastische Bemerkungen weg! Der Nachsatz „Das war ja lustig gemeint!" nimmt die Verletzung durch Ihre Worte nicht zurück. Späße auf Kosten anderer gehen immer auf Kosten Ihres eigenen Wohlbefindens und sind meist Teil der Ich-Bezogenheit. Verändern Sie Ihr Denken, Ihre Einstellung zu sich, zu Ihrem Leben, zu Ihren Mitmenschen und allen Lebewesen und Sie werden anders sprechen.

Rechtes Handeln: Tun Sie sich selbst Gutes? Tun Sie anderen Gutes? Ja, Sie sollen sich auch selbst gut behandeln! Wem nützen Sie, wenn Sie sich nur aufopfern? Inwieweit können Sie Ihr derzeitiges Leben hier verbessern? Mehr für sich tun, mehr für andere tun? Wenn Sie zwei Stücke von einer Torte herunterschneiden, wem geben Sie das größere Stück? Überlassen Sie im Kino den anderen die besseren Plätze? Können Sie einem Streit nachgeben, dem anderen Recht geben? Können Sie bei einem Erbstreit auf das größere Stück verzichten, zum Wohle anderer? Was fehlt Ihnen, um Ihr Herz dafür zu weiten?

Rechte Arbeit: Tun Sie mit Ihrer Arbeit Gutes oder verdrängen Sie, dass Sie dabei anderen Leid zufügen? Wie könnten Sie dieses Leid verkleinern? Zum Beispiel ein Fleischhauer, der vom Tod an Tieren lebt. Was bewirkt mehr Gutes? Dass er fortan nur Fleisch von Tieren verkauft, bei denen er sich sicher sein kann, dass diesen ein gutes Leben zuteilwurde, bevor sie starben, oder dass er den Job wechselt und Gärtner wird? Verlangen Sie vielleicht für Ihre Arbeit zu viel, nur

Fortsetzung auf der nächsten Seite

Hier geht es weiter

damit Sie mehr verdienen? Im Buddhismus wird dies als Diebstahl bezeichnet. Verlangen Sie für Ihre Arbeit genau das, was sie wert ist. Machen Sie Ihre Arbeit gut. Verkaufen Sie nichts, was einen versteckten Mangel hat. Das ist Betrug. Diebstahl und Betrug schaffen ein Leid, das Sie vor allem sich, aber auch anderen zufügen. Wenn Sie das öfter machen, verändern Sie Ihren Charakter und beschreiten einen Weg, der nicht in die Freiheit, sondern in eine Sackgasse führt.

Machen Sie sich bitte ausführliche Notizen in Ihr Glücks-Tagebuch. Schreiben Sie eine Anleitung und benennen Sie, was Sie fortan besser machen wollen. Versuchen Sie wirklich konkret zu werden und nicht im Allgemeinen zu verharren.

Die letzten drei Glieder des Pfades, die letzten drei Speichen des Rades, beschäftigen sich mit dem Geist, dem Denken, dem Bewusstsein. Ihr Geist formt Ihr Leben. Wir werden, was wir denken. Leid folgt bösen Gedanken wie der Ochsenkarren dem Ochsen. Freude folgt den reinen Gedanken wie ein Schatten, der immer da ist. Die rechte Anstrengung ist notwendig, um unsere Gedanken, unsere Worte und unsere Taten im Guten zu formen. So wie ein Sportler seinen Körper täglich trainiert, so müssen wir unseren Geist täglich trainieren, um das Nirwana erreichen zu können. Das ist wahrlich kein leichter Weg. Aber mit Disziplin und regelmäßiger Übung schaffen Sie das.

Übung 29: Rechte Anstrengung

Nehmen Sie sich Zeit, um über sich und Ihre Bemühungen nachzudenken, die Sie *wirklich* an den Tag legen, um ein glücklicheres Leben zu führen. Ist es wie bei der „Morgen-fang-ich-an-Diät", dass Sie Veränderungen – das tägliche Yoga, die tägliche Meditation, das Besuchen des kranken Onkels, die Aussprache mit dem Chef, das Lösen eines Konflikts, die geänderte Ernährung oder freundlicher zu den Nachbarskindern zu sein – immer wieder auf die Zukunft verschieben? Nehmen Sie sich nicht alles auf einmal vor, aber beginnen Sie mit etwas und bleiben Sie dran. Sie wissen, wie kurz unser Leben und wie wertvoll unsere Zeit ist. In China sagt man: „Wenn du um einen Fehler weißt, verschwende keinen einzigen Moment mehr daran!" Bemühen Sie sich ab sofort täglich, strukturieren Sie Ihren Tag mit Übungen Ihres Glücksweges, meditieren Sie täglich, überwinden Sie sich zu etwas Disziplin. Nur so werden Sie auf Ihrem Glückspfad weiterkommen. Veränderung braucht beständige Übung und täglich etwas Zeit. Sie putzen die Zähne ja auch nicht nur am Wochenende oder im Urlaub, oder? Vielleicht schreiben Sie einen Stundenplan in Ihr Glücks-Tagebuch mit all dem, was Sie *ab sofort* täglich tun werden, worauf Sie *ab sofort* achten werden, welche Veränderungen *ab sofort* Teil Ihres neuen Lebens sein werden. Freuen Sie sich auf den Weg, der vor Ihnen liegt!

Dabei unterstützt Sie die rechte Achtsamkeit. Bleiben Sie einfach mit den Gedanken bei dem, was Sie gerade tun! Der Weise trainiert den Geist, um seine volle Aufmerksamkeit zu einer bestimmten Zeit bei einer Sache zu haben, hier und jetzt. Jene, die Buddha nachfolgen, sollen immer achtsam sein, ihre Gedanken auf den Dharma ausgerichtet, Tag und Nacht. **Alles, was Ihnen Ruhe in Ihrem Geist verschafft, bringt Sie voran. Alles, was Sie für andere Gutes tun, verschafft Ihnen Ruhe sowie ein Lächeln in Ihrem Geist und bringt Sie voran.** Schenken Sie diesen Dingen volle Aufmerksamkeit. Nehmen Sie von allem, was Ihnen Unbehagen macht, was Unruhe und Getriebenheit in Ihrem Geist schafft – egal, ob es Gedanken, Gefühle oder Erlebnisse sind – die Aufmerksamkeit weg. Geben Sie diesen Dingen keinen Platz in sich selbst. Kehren

Sie zurück zu den guten Dingen und schenken Sie ihnen volle Aufmerksamkeit.

Ich weiß, wie schwer es ist, den Geist zur Ruhe zu bringen. Er fordert ständig Beschäftigung, wie ein Affe, der einfach keine Ruhe geben kann. Ein untrainierter Geist verursacht ständig Leid, ein trainierter Geist bringt Ruhe, Gesundheit und Freude. Schenken Sie daher dem Training Ihres Geistes Ihre volle Aufmerksamkeit!

Übung 30: Rechte Achtsamkeit

Dies ist eine wunderbare Übung, um Ihr Leben viel bewusster und intensiver wahrzunehmen. Achtsamkeit bedeutet, dass Sie mit Ihren Gedanken genau dort sind, wo gerade Ihre Hände sind, Ihre Füße, Ihr Sprechen oder Ihr Fühlen. Wenn schon Citta, wenn schon Vorhang, dann ganz bewusst! Nutzen Sie Ihr Citta, Ihren Geist, um Ihrem Tun eine andere Qualität zu verleihen. Ich liebe es zum Beispiel staubzusaugen. Da wir einige Hunde haben und auch noch solche, die wirklich viele Haare verlieren, fange ich täglich mit dem Staubsauger wunderbare Gebilde aus Tierhaaren und anderen Überresten unseres täglichen Lebens ein. Staubsaugen ist für mich eine wichtige tägliche Achtsamkeitsübung, die mir auch noch viel Freude bereitet, auch wenn man drei Stunden später gar nicht mehr sieht, dass ich staubgesaugt habe – eine tägliche Erinnerung an die Vergänglichkeit (in diesem Fall der Sauberkeit). So kann ich mich schon auf das Saugen am nächsten Tag freuen. Versuchen Sie, achtsam durch den ganzen Tag zu kommen: Sie wachen in der Früh auf, nehmen die Vogelstimmen wahr, die Sonnenstrahlen, den Menschen neben Ihnen. Sie gehen achtsam auf die Toilette und spüren die „gesunde Entleerung“. Dann gehen Sie ins Bad und genießen bewusst die Dusche, das Wasser. Danach richten Sie sich Ihr Frühstück achtsam her, verschwenden nichts, essen es und nehmen jeden Geschmack, jeden Duft, jeden Bissen, jede Nuance Ihres Essens wahr. Sie kleiden sich bewusst an und spüren dabei Ihren Körper. Sie gehen bewusst jeden Schritt Richtung U-Bahn, nehmen die Menschen um Sie herum bewusst wahr, die Autos, den Verkehr, bewerten nicht, fallen nicht in eine Emotion, fahren in die Arbeit und immer so weiter. Abends, bevor Sie Ihren Tag im Schlaf beenden, halten Sie nochmals Rückschau und verinnerlichen alle schönen und guten Momente des Tages. Mit diesen guten Eindrücken werden Sie mit einem Lächeln einschlafen können. Auch so kann ein Tag Ihres Lebens ablaufen! Das ist nicht „eso“, sondern Sie werden sich des Werts jedes einzelnen Moments Ihres Lebens mehr und mehr bewusst. Das klingt doch nach einem glücklichen Leben, oder?

Rechte Meditation meint das gezielte Training des Geistes. Ist der Geist untrainiert, hat die Selbstsucht leichtes Spiel. Ständig gibt es Versuchungen. Trainieren Sie Ihren Geist durch Konzentration auf eine Sache, durch die Meditation. Selbstsüchtiges Verlangen wird Sie nicht mehr berühren und Friede wird in Ihrem Geist Einzug halten.

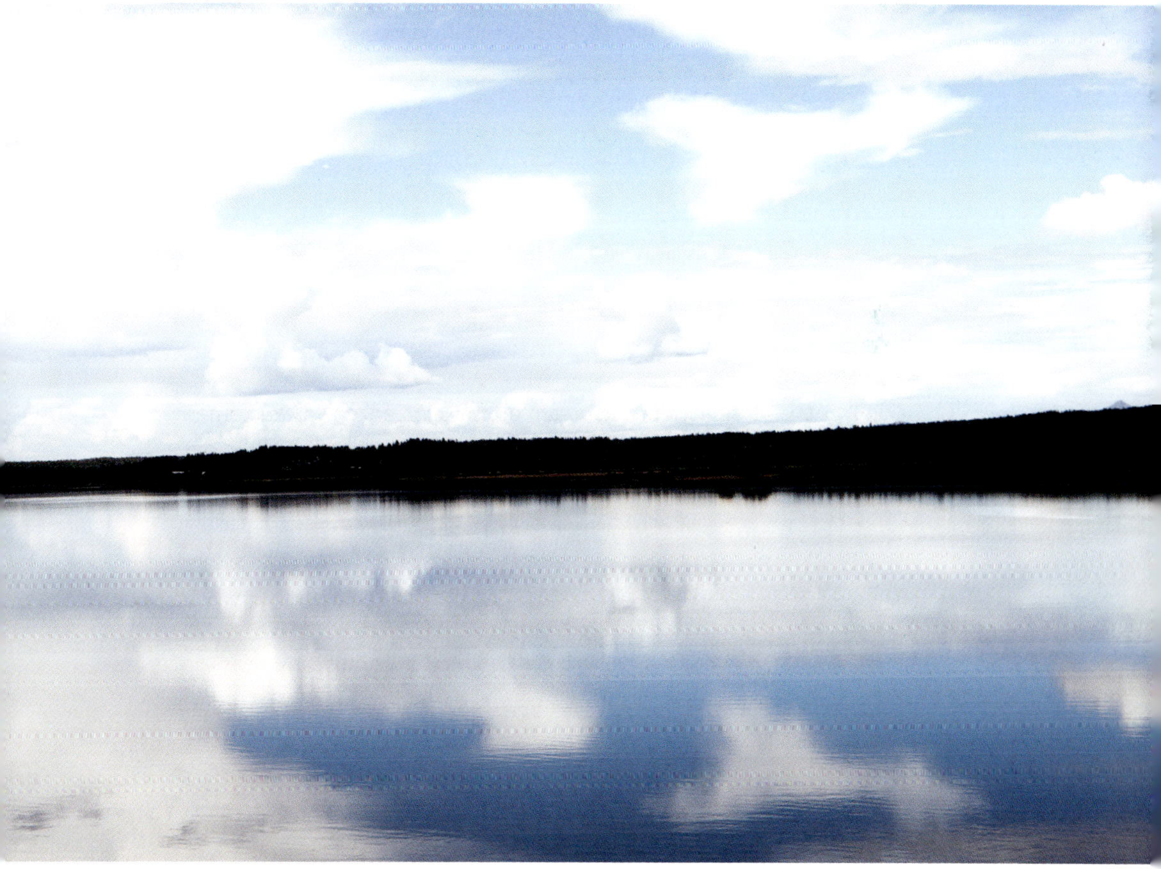

Übung 31: Rechte Meditation

Sie haben nun schon viele Übungen von mir bekommen. Vielleicht haben Sie schon ein paar, einige oder sogar alle gemacht. Mit diesen Aufgaben stimme ich Sie auf Ihren Übungsweg ein. Kennen Sie diese lähmende Müdigkeit nach einem anstrengenden, stressigen Arbeitstag? Wie groß ist die Versuchung, sich einfach auf die Couch vor den Fernseher mit einer Packung Chips zu werfen und den Abend so zu verbringen. Doch falls Sie es schaffen laufen zu gehen oder in den Yoga-Kurs, wissen Sie, dass auf einmal die Kräfte wiederkommen, Sie sich wieder gut fühlen und noch das eine oder andere an diesem Tag erleben werden. So ist es mit dem Yoga-Weg, so ist es mit dem Buddha-Weg, so ist es mit jedem Weg, der Sie voranbringen soll. Es gibt noch so vieles, was sich Ihnen in den Weg stellen möchte. Im Yogasutra werden sie die neun Hindernisse (Antaraya) genannt. Diese sind Krankheit, Trägheit, Unentschiedenheit, Hast, Faulheit, Abgelenktheit, Fehleinschätzung, fehlende Zielstrebigkeit und Unbeständigkeit.

Die neun Hindernisse (Antaraya):

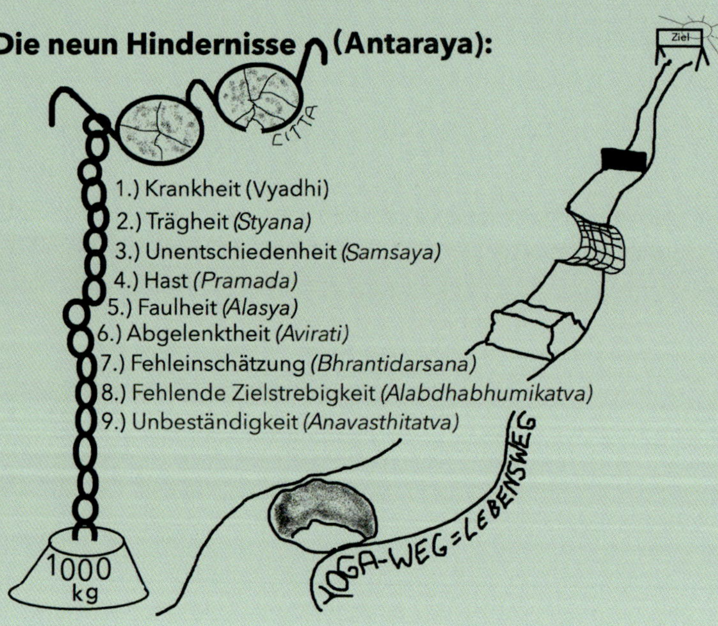

All das könnten Sie als *Ausrede* nutzen, um nicht täglich zu üben, um nichts zu ändern. Doch wenn Sie wirklich glücklich werden wollen, können genau diese neun Hindernisse die Triebfedern sein, um große Veränderungen in Ihrem Leben zu schaffen! Denken Sie an mein Asthma, das mein Antrieb war, Arzt zu werden. Ohne mein Asthma hätte ich heute nicht dieses wunderbare Leben mit meiner Familie. Denken Sie sich lieber „Jetzt erst recht!". Sie neigen zu Trägheit und Faulheit? Na, dann wird die Disziplin, täglich achtsam durch den Tag zu gehen und täglich zu meditieren, Ihrem Tag Struktur verleihen und mit der Zeit Ihren Charakter grundlegend verändern.

Suchen Sie daher täglich Ihren sicheren Ort zum Meditieren auf. In all den Übungen haben Sie Anleitungen und Objekte für die Meditation, die Innenschau. Sie sollen üben, nicht nur mit Ihren Augen nach außen zu sehen, sondern mit Ihren inneren Augen tief in sich hineinzublicken. Erinnern Sie sich an den Vorhang aus Gedanken und Gefühlen. Den wollen wir zur Seite schieben. Dahinter finden sich Ruhe, Frieden und Freiheit. Dies ist ein Ort, der nur Ihnen gehört. Der Buddha hat ihn Nirwana genannt. Die Yoga-Tradition nennt ihn Purusha, das Selbst, oder Drashta, den inneren Seher.

Einen ruhigen Platz finden, sich bequem und aufrecht hinsetzen, die Konzentration langsam nach innen richten, den Frieden hinter dem Vorhang genießen oder ein Thema in aller Ruhe durchdenken, durchfühlen und in den Herzraum aufnehmen, das ist Meditation. Nicht mehr und nicht weniger. Die ideale Zeit für die Meditation ist der Morgen, der Mittag und der Abend. Es kann auch kurz einmal zwischendurch sein, einfach um sich zu sammeln, nachdem man sich im hektischen Tag verloren hat, um gesammelt, ausgerichtet und konzentriert weiterzumachen. Verinnerlichen Sie sich schöne Bilder, glückliche Momente, wahres Glück, Frieden und Weite und bereiten Sie daraus ein Lager in Ihrem Herzraum. In dieses dürfen Sie jederzeit eintreten, um sich auszuruhen.

Sie können auch die Zeit zwischendurch für eine Innenschau nutzen. Dabei können Sie ein schönes Bild des Glücks visualisieren und sich selbst mit Ihrem Atem beruhigen. Schieben Sie den Vorhang aus Gedanken und Gefühlen kurz beiseite, wenn Sie etwa auf den Bus warten,

Fortsetzung auf der nächsten Seite

Hier geht es weiter

auf dem Flughafen länger sitzen oder auf einem Autobahnrastplatz schnell einmal eine Pause einlegen und in eine Meditation eintauchen. Der Erholungseffekt ist oft intensiver, als wenn Sie bloß ein Nickerchen machen.

Verurteilen Sie sich nicht, wenn die Meditation einmal nicht funktioniert. Lachen Sie lieber darüber, weil Sie dann eine Bestätigung bekommen, wie sehr das Ich, Ihr Wollen, noch immer Ihr Denken und Handeln dominiert. *Alles ist erlaubt, dafür aber bitte täglich, auch wenn es einmal nur eine Minute ist.* Die tägliche Übung wird Sie in eine Routine bringen, die ohne Ihr bewusstes Zutun mit der Zeit alles verändert ...

Dies ist die Basis des Buddhismus. Der Buddha hat für uns alle, die es hören wollen, die jahrtausendealten yogischen Erfahrungen so einfach zusammengefasst, dass sie jeder verstehen und jeder leben kann. Der Buddhismus will, so wie Yoga auch, keine Religion sein, sondern ein Werkzeug, dessen man sich bedienen darf, um glücklich zu werden. Dabei geht es immer darum, von seinem Ich wegzukommen, und am besten geht das, wenn man sich um andere kümmert. Wenn ich an andere denke, denke ich nicht an mich, und mein Ego, mein Citta, verliert an Bedeutung. Das erinnert mich an eine Patientin, die im Alter von 80 Jahren zu mir gekommen ist, weil sie Rückenschmerzen hatte. „Und, waren Sie viel krank in ihrem Leben?“, fragte ich die betagte Dame. „Für Krankheit hatte ich nie Zeit!“, entgegnete sie entwaffnend. Also, wenn Sie mehr über andere nachdenken, sich um andere kümmern, bleibt gar keine Zeit für Egoismus ...

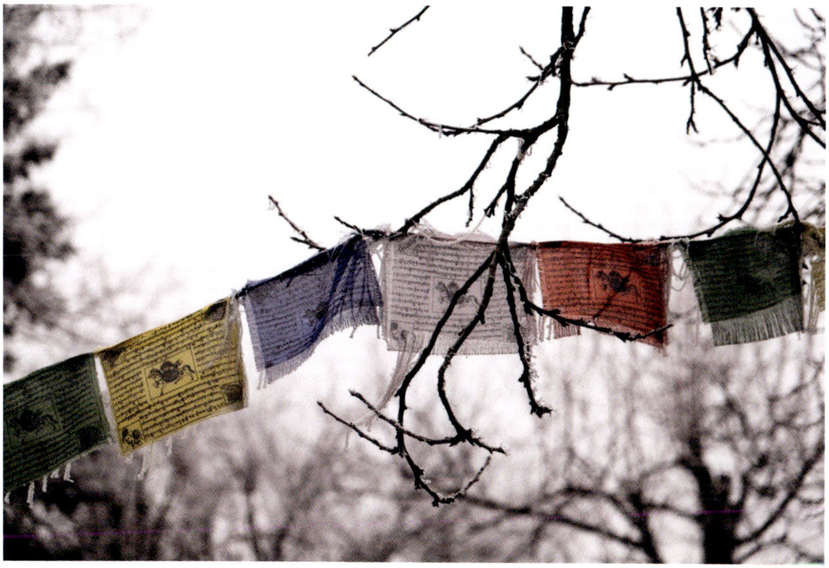

Die Vier Unermesslichen

Nach den Monaten des Rückzugs wanderte Buddha nordwestlich, um den Dharma zu verbreiten. Am Ende des Herbstes kehrte er nach Savatthi zurück, jene Stadt, wo er seine letzten Jahre verbracht hatte. Dort unterwies er seinen Sohn Rahula.

Der Buddha sprach zu Rahula: „Lerne vom Wasser, Rahula. Wenn Menschen es verwenden, um Schmutz abzuwaschen, ist das Wasser weder traurig noch enttäuscht. Lerne vom Feuer. Feuer verbrennt alle Dinge, ohne einen Unterschied zu machen. Es schämt sich nicht, auch Unreines zu verbrennen. Lerne von der Luft. Die Luft trägt alle Gerüche, egal, ob sie angenehm sind oder faulig.

Rahula, übe dich in **liebender Güte (Metta**, im Yogasutra als Maitri bezeichnet), um Wut zu überwinden. Freundlichkeit und Güte, die von Herzen kommen, bereiten anderen Freude, ohne irgendetwas als Gegenleistung zu erwarten.

Übe dich in **Mitgefühl (Karuna)**, um Grausamkeit zu überwinden. Mitgefühl bringt das Leid anderer zum Verschwinden, ohne etwas als Gegenleistung zu erwarten.

Übe dich in **Mitfreude (Mudita)**, um Hass zu überwinden. Mitfreude entsteht, wenn du dich von Herzen mit anderen freuen und ihnen Glück und Erfolg wünschen kannst.

Übe dich in **Gleichmut (Upeksha)**, um Vorurteile zu überwinden. Gleichmut bedeutet, dass du alle Dinge offen und gleich betrachtest. Es ist genau so, wie es eben ist. Ich bin auch so, wie alles andere ist. Lehne nicht etwas ab, um etwas anderes zu bevorzugen.

Rahula, liebende Freundlichkeit, Mitgefühl, Mitfreude und Gleichmut sind wunderschöne und tiefe Zustände des Geistes. Ich nenne sie ‚die Vier Unermesslichen' (Catvari Brahmavihara). Übe dich in ihnen und du wirst für andere eine erfrischende Quelle von Lebensfreude und Glück sein."

Die Vier Unermesslichen des Buddha entsprechen den **vier Bhavanas** des Yogasutra.

Der Buddha möchte, dass wir glücklich sind. Doch Glück darf nie auf dem Leid anderer errichtet werden. Wer anderen Leid zufügt, kann nicht glücklich werden. Alle fühlenden Wesen haben es verdient, glücklich zu sein. Wenn man das von Herzen wünscht, für alle fühlenden Wesen dieser Erde, wird unser Herzraum weit und es stellt sich das Gefühl von Sukha, von Glück, ein.

Wenn man sich von Herzen wünscht, dass alle fühlenden Wesen glücklich werden, wird man die Vier Unermesslichen wie selbstverständlich in das eigene Leben integrieren. Die Basis dafür ist die Liebe zu sich selbst sowie das Streben nach Glück für sich selbst. Dabei können wir die Vier Unermesslichen sowohl auf unsere Mitmenschen als auch auf uns selbst anwenden. Erst wenn man sich selbst liebt, kann man andere lieben. Erst wenn man mit sich selbst Mitgefühl hat, kann man dieses für andere entwickeln und trotzdem bei sich bleiben. Erst wenn man sich richtig für sich selbst freuen kann, kann man das auch aus tiefstem Herzen für jemand anderen. Erst wenn man sich selbst verzeihen kann und gleichmütig bleibt, kann man auch anderen verzeihen und ihnen ohne Vorurteil begegnen. Das gilt für alle Situationen des Lebens, in Freud und Leid, in Glück und Unglück, ob man etwas Gutes tut oder etwas Schlimmes anstellt. Alles gleich, alles eins. Versuchen Sie bei alldem, stets bei sich zu bleiben.

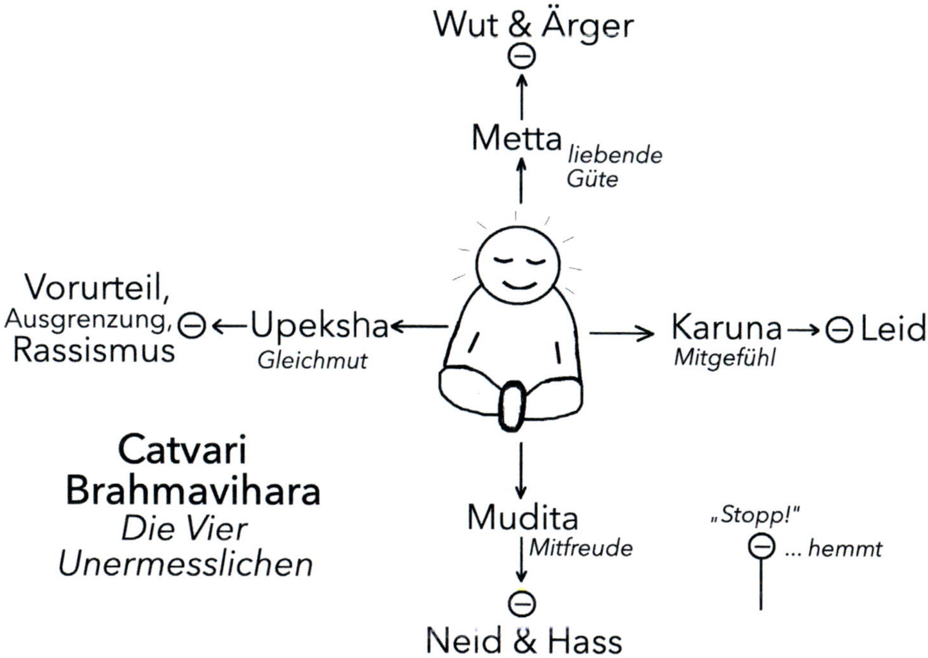

Metta, die liebende Freundlichkeit oder liebende Güte, bezeichnet eine Form der Liebe zu Menschen, die frei ist von Begierde, von Lust und von Besitztum. Wenn man Menschen, die man nicht kennt oder die einem bösartig entgegentreten, eine Form der Freundlichkeit und Offenheit entgegenbringt, die wirklich von Herzen gemeint ist, entwaffnet das die schlimmste Wut und lässt aufgestauten Ärger verschwinden. Denken Sie etwa an einen Hund, den Sie nicht kennen und der mit heftig wedelndem Schwanz langsam und freundlich auf Sie zuläuft. Spätestens wenn er vor Ihnen steht und Ihre Hände vorsichtig abschleckt, ist sogar Ihre alte Angst vor Hunden wie verflogen …

Übung 32: Liebende Güte

Bitte nehmen Sie sich Zeit für eine Meditation an Ihrem sicheren Ort. Nehmen Sie eine bequeme aufrechte Sitzhaltung ein. Kommen Sie zur Ruhe, senken Sie Ihren Blick und fixieren Sie dabei eine Stelle im Raum, um sich zu konzentrieren. Beginnen Sie die Innenschau mit einer Selbstbeobachtung Ihres Atems: Wie fließt die Luft ein, wie fließt sie aus? Ist der Atemstrom heute blockiert oder frei? Atmen Sie zwischendurch richtig tief ein und aus, um Blockaden zu lösen. Betrachten Sie Ihren Vorhang an Gedanken und Gefühlen, ohne zu werten und ohne ihn verändern zu wollen, also ganz neutral. Dann schieben Sie ihn beiseite und gelangen in Ihre eigene Stille, Ihre Weite, Ihren Frieden und Ihre Freiheit. Nun stellen Sie sich eine Person vor, die Ihnen Angst gemacht hat, die Sie verletzt hat oder die Ihnen Leid zugefügt hat. Öffnen Sie Ihr Herz mit einer seufzerartigen Einatmung, und entspannen Sie Ihren Körper mit der darauffolgenden Ausatmung. Nun schicken Sie all Ihr Verständnis, das Sie aufbringen können, zu dieser Person: Verständnis für die Situation, in der das passiert ist, und Verständnis für die Wut, welche die Person in sich hat. Mit einem Lächeln entwickeln Sie nun liebende Güte für diese Person. Wer liebt, schenkt, ohne etwas zu erwarten. Schenken Sie dieser Person Ihre Liebe und verzeihen Sie ihr mit einem Lächeln. Wenn es für Sie passt, bieten Sie dieser Person einen Platz in Ihrem Herzen an. Kehren Sie von dem Bereich hinter dem Vorhang wieder in Ihren Körper zurück, indem Sie sich auf Ihre Atmung konzentrieren. Beenden Sie die Meditation, indem Sie sich im Raum umsehen, die Dinge im Kopf benennen, die Sie sehen und langsam wieder in Bewegung kommen.

Karuna meint das Mitgefühl. Wenn man Menschen echtes Mitgefühl entgegenbringt, muss man nicht notwendigerweise selbst leiden. Mitgefühl, nicht Mitleid, ist hier gemeint. Es bringt Ihnen nichts, wenn Sie zu mir als Arzt kommen und mir Ihre Geschichte erzählen und ich mich die ganze Zeit vor Weinkrämpfen schüttle. Es bringt nichts, wenn jemand am Ertrinken ist und der Retter springt selbst ins Wasser, um ebenfalls zu ertrinken. Es braucht eine gewisse Distanz, um das Leid wirklich zu sehen und auch gut mittragen zu können. Mitgefühl wird heute gerne auch als Empathie übersetzt, als die Fähigkeit, sich in andere hineinzuversetzen. Es ist besser, wenn ich als Arzt Ihre Geschichte höre, mitfühle und Ihnen dann mit klarem Kopf eine zielführende Therapie empfehle. Es ist besser, wenn der Retter dem Ertrinkenden einen Schwimmreifen an einem Seil zuwirft und ihn in Ruhe und überlegt aus dem eisigen Wasser herauszieht. Allein schon, dass man anderen zuhört und ihre Lage und ihr Leid versteht, vermindert oft schon das Leid. Dann noch ein Lächeln, das von Herzen kommt, und schon sieht die Welt wieder besser aus …

Übung 33: Mitgefühl

Bitte nehmen Sie sich Zeit für eine Meditation in der gleichen Weise wie zuletzt (siehe links, Seite 92). Diesmal stellen Sie sich eine Person vor, die ein großes Leid ertragen muss, eine schwere Krankheit, eine seelische Last oder einen schweren Verlust. Spüren Sie dieses Leid, ohne selbst zu leiden. Legen Sie dieser Person in Gedanken eine Hand auf die Schulter oder umarmen Sie sie. Atmen Sie dabei tief ein und langsam aus. Spüren Sie, wie Sie mit jeder Einatmung ganz viel Energie und Kraft an diese Person schicken. Spüren Sie, wie viel Energie und Kraft dadurch bei dieser Person ankommt. Sehen Sie das dankbare Lächeln im Gesicht dieses Menschen und lächeln Sie zurück. Wer mitfühlt, wird Mensch. Weiten Sie Ihren Herzraum und bieten Sie diesem Menschen einen Platz in Ihrem Herzen an, falls das für Sie passt. Beenden Sie die Meditation, indem Sie beginnen sanft Ihre Finger und Zehen, dann Hände und Füße zu bewegen, um langsam wieder in Bewegung und im Raum, in dem Sie sind, anzukommen.

Mudita meint die Mitfreude. Es gibt wohl kein besseres Zeichen von wahrer menschlicher Größe als von Herzen kommende Freude, wenn ein anderer gewonnen hat und man es ihm von Herzen vergönnt, oder wenn jemand anders den Job bekommen hat und Sie sagen können, dass diese andere Person es wirklich verdient hat. Mitfreude ist der Feind des Neides, und der wiederum ist oft der Beginn von Hass. Üben Sie sich darin, sich von Herzen für jemanden zu freuen, weil er oder sie etwas erreicht hat, das Sie schon immer erreichen wollten, oder weil er oder sie etwas bekommen hat, was Sie schon immer haben wollten. Keiner sagt, dass es leicht ist! Es hilft, wenn man über sich selbst lacht, über die eigene Kleinkariertheit, das müßige „Kleindenkertum". Ich weiß, wovon ich spreche ...

Übung 34: Mitfreude

Bitte nehmen Sie sich Zeit für eine Meditation in der gleichen Weise wie die letzten beiden (siehe Seite 92 und 93). Diesmal stellen Sie sich eine Person vor, auf die Sie neidisch sind und bei der Sie sich denken, dass Sie auch gerne (erreicht) hätten, was diese Person erreicht hat. Alternativ dazu stellen Sie sich eine Person vor, die Sie bewundern und bei der Sie sich sagen: „Ach, wäre ich doch wie sie!" Oder stellen Sie sich eine Person vor, der Sie etwas nicht vergönnen konnten und bei der Sie sich dachten: „Muss ausgerechnet er das bekommen? Das ist gemein!" Falls Sie bemerken, dass sich bei dieser Vorstellung Ihr Puls beschleunigt und Sie sogar wütend werden, nehmen Sie sich viel Zeit, um immer wieder schnell tief einzuatmen und danach so lange wie möglich auszuatmen, so oft, bis Ihnen die (Wut-)Luft ausgeht. Nun beruhigen Sie Ihren Atem wieder, weiten Ihren Herzraum mit einer seufzerartigen Einatmung und lassen Ihr Herz lächeln. Dann formulieren Sie in Ihrem Geist: „Ich freue mich so von Herzen darüber, dass du das bekommen/erreicht hast, dass du es geschafft hast! Die Freude ist so groß, als hätte ich es selbst erreicht oder bekommen. Danke, dass ich an deiner Freude Anteil haben kann!" Nehmen Sie sich Zeit, um diese Freude zu spüren und in Ihrem Herzen zu verankern. Was für ein Geschenk, das Sie da erhalten haben! Kommen Sie langsam von Ihren

Gefühlen und Gedanken zurück in Ihren Körper, indem Sie sich auf Ihre Atmung konzentrieren. Streichen Sie mit Ihren Handflächen über die gegenüberliegenden Arme, einmal die linke Hand, die über den rechten Arm streicht, und dann umgekehrt. Reiben Sie mit Ihren Handflächen über Ihr Gesicht, als wollten Sie sich waschen. Dann strecken Sie sich und kommen mit offenen Augen wieder in Ihrem Zimmer an.

Upeksha meint den Gleichmut, die Gelassenheit, das Nicht-Anhaften und das Nicht-Unterscheiden. Man soll allen Menschen gleich gegenübertreten, egal ob Freund oder Feind, Bekannter oder Fremder. Gleichmut ist der Feind von Vorurteil, Ausgrenzung und Rassismus. Gleichmut bedeutet, dass man niemanden bevorzugt, wenn es um die Vergabe von Gütern oder die Verteilung von Jobs geht. Man soll klar im Geist sein, nicht emotional reagieren, sondern mit einem kühlen Kopf eine gerechte Entscheidung treffen. Stellen Sie sich zum Beispiel vor, Sie werfen Ihren Brautstrauß nach Ihrer wunderbaren Hochzeit rücklings in die Menge und wissen, dass Ihre Schwester ihn unbedingt fangen möchte. Werfen Sie den Strauß dann bewusst in ihre Richtung? Oder bleiben Sie gleichmütig, lächeln in sich hinein, freuen sich über den wunderbaren Tag und werfen einfach?

Übung 35: Gleichmut

Bitte nehmen Sie sich Zeit für eine Meditation in der gleichen Weise, wie Sie es bereits mit den ersten drei der „Vier Unermesslichen" gemacht haben (siehe Seite 92, 93 und 94). Diesmal stellen Sie sich eine Person vor, die Ihr Blut in Wallungen versetzt, jemanden, vor dem Ihnen graust, jemanden, der Ihnen so gar nicht zu Gesicht steht. Atmen Sie dabei während jedes Atemzugs besonders lange aus. Das soll Ihre Gefühle erden und Ihnen helfen, Ruhe zu bewahren. Stellen Sie sich diese Person in kleinsten Details vor und bleiben Sie dabei vollkommen ruhig, ohne Emotion. Bleiben Sie bei sich, in Ihrer Mitte. Betrachten Sie diese Person eher neugierig und interessiert, als könnten Sie noch ganz viel über sie lernen. Wenn Ihnen dieser Gleichmut ein angenehmes Gefühl im Körper beschert, setzen Sie dieses Gefühl in Ihren Herzraum und heißen Sie es dort willkommen. Wenn Sie die Meditation beenden wollen, intensivieren Sie die Einatmung (sie soll tiefer und länger werden), strecken Sie sich gegen die Decke und bringen Sie wieder Bewegung in Ihren Körper.

Die Vier Unermesslichen tun einfach gut:

- Einem selbst, weil man ruhig und in seiner Mitte bleibt und sich nicht in furchtbar anstrengenden Gefühlen verstrickt. Damit bleibt das Ich klein und der Weg zum Selbst machbar.

- Den anderen, denen wir begegnen, weil man es ihnen leichter macht, selbst aus einem negativen Gefühl wie Wut, Hass oder Neid auszusteigen. Sie kennen den Satz „Gib dir einen Ruck!" oder „Spring über deinen Schatten!". Aber für viele ist der Ruck zu schwer oder der Schatten zu lang. Wenn Sie sich aber zum Beispiel für etwas entschuldigen, das Sie gar nicht getan haben, sondern jemand anders, der es aber nicht zugibt, dann fällt es dem anderen viel leichter, seine Schuld doch ein bisschen einzugestehen. Er sagt dann zum Beispiel: „Na ja, eigentlich bin ich ja schuld ...", lässt seine Abwehr sinken und zeigt sich als normaler, friedfertiger Mitmensch.

Wichtig ist, dass diese vier Zustände des Geistes **von Herzen** kommen. Denken Sie zum Beispiel an die Berufswahl: Es gibt Menschen, die werden Arzt, weil sie wirklich anderen Menschen helfen wollen. Andere wiederum werden Arzt, weil das ein angesehener Beruf ist, wieder andere, weil man, so denkt man, gut Geld verdienen kann, wieder andere wollen die Macht über Leben und Tod in ihren Händen spüren. Unabhängig davon, aus welchem Grund man Arzt geworden ist, kann man ein sehr guter Arzt sein. Aber für die Seele des Menschen hinter der Maske des Arztes wäre es so wichtig, wirklich aus tiefem Herzen anderen helfen zu wollen.

Sich um andere zu kümmern, mit den Gedanken bei anderen zu sein, anderen eine Freude machen zu wollen, all dies hilft unendlich, vom eigenen Ego, vom Ich wegzukommen und dadurch leichter zum eigenen Selbst zu finden. Das heißt nicht, dass man sich selbst vergessen oder aufgeben soll. Im Gegenteil: **Um sich um andere kümmern zu können, muss man sich zunächst einmal um sich selbst kümmern.** Nur wer einen festen Stand und kräftige Arme und Beine hat, kann jemand anderen tragen. Die Vier Unermesslichen sollen Sie also auch auf sich selbst anwenden. Vergessen Sie niemals sich selbst! **Liebende Güte, Mitgefühl, Mitfreude und Gleichmut, auch für Sie selbst!** Wenn man im Leben etwas Tolles erreicht hat, soll man sich auch darüber freuen dürfen und es auch entsprechend feiern! „Feste feiern, wie sie fallen!“, heißt es doch so schön …

Zum Abschluss dieses Kapitels möchte ich Ihnen an dieser Stelle ein kurzes buddhistisches Gebet nahebringen, welches all diese Gedanken wunderbar vereint und Sie als Mantra Ihres Glücksweges nutzen können:

Mögen sich alle fühlenden Wesen des Glücks und der Ursache des Glücks erfreuen.

Mögen alle fühlenden Wesen frei sein von Leid und der Ursache des Leides.

Mögen alle fühlenden Wesen niemals getrennt sein von Freude, welche frei ist von Leid.

Mögen alle fühlenden Wesen in Gleichmut verweilen, frei von Anhaftung, Zorn und Voreingenommenheit.

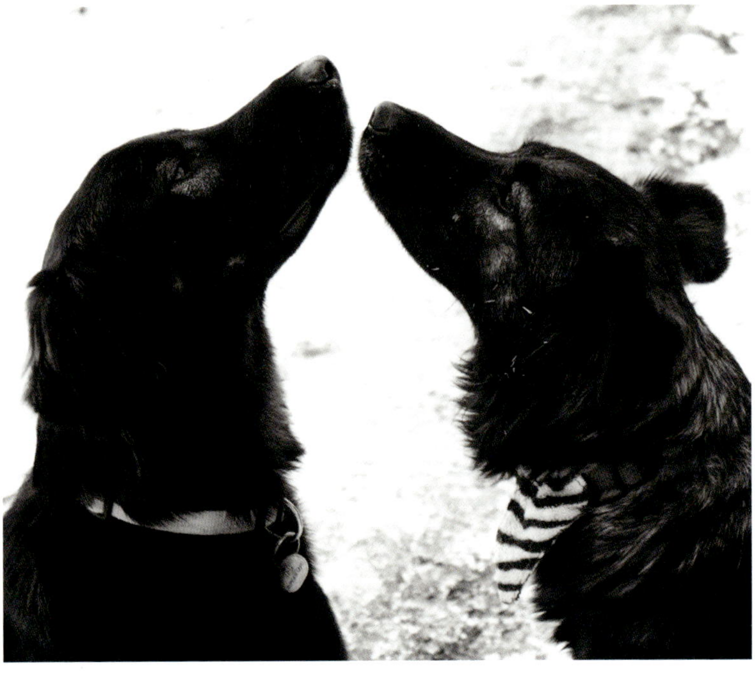

GEFÜHLE

Das Wort „Emotion“ ist abgeleitet von dem lateinischen Wort **emovere**, was „sich bewegen“ bedeutet. Die Emotion ist etwas, das unseren Geist bewegt. All unser Denken wird durch Emotionen, durch Gefühle, beeinflusst. Tut uns eine Emotion gut, so bringt sie uns unserem Glückszustand und unserem inneren Frieden näher. Diese Emotionen werden als **positiv** oder **konstruktiv** bezeichnet. Tut uns eine Emotion nicht gut und bringt sie uns aus unserem Gleichgewicht, wird sie als **negativ** oder **destruktiv** bezeichnet. Beispiele für positive Gefühle sind Mitgefühl, Liebe und Mitfreude. Beispiele für negative Gefühle sind Hass, Gier oder zwanghaftes Verlangen. Gefühle führen zu Gedanken und diese führen zu Handlungen, nach dem Prinzip von Ursache und Wirkung. Entscheidend für Gefühle, Gedanken und Handlungen ist es, ob sie für uns und andere Wohlergehen bringen oder Leid.

Grundsätzlich dienen Gefühle dazu, uns den Weg durch die Welt zu erleichtern. Tiere nutzen Gefühle, um in bestimmten Situationen „richtig“ zu reagieren: Bei Angst flieht das Tier, Aggression macht das Tier kampfbereit und Zuneigung unterstützt die Paarung sowie die Fortpflanzung und damit den Bestand einer Art. Wildtiere verwenden Emotionen niemals, um einem anderen Lebewesen grundlos zu schaden. Der Grund für Kämpfe ist entweder der Selbsterhaltungstrieb oder der Arterhaltungstrieb. Ein Wolf stellt sich vor sein Rudel und beschützt es mit seinem Leben, um die Art zu erhalten.

Beim Menschen ist das anders. Der Mensch fühlt und kann durch sein Denken das Gefühl bewerten, ohne direkt zu handeln. Der Mensch hat durch sein Denken die Möglichkeit, aus Gefühlen „auszusteigen“, sich nicht zu einer Handlung, einer Tat, zwingen zu lassen. Viele Emotionen stecken noch als Instinkte in uns und wollen uns zu einer Handlung verleiten, weil sie „annehmen“, noch immer in einem nicht so komplex denkenden Tier zu stecken. Das Programm hat sich über Jahrmillionen bewährt und wird noch immer so abgespielt. Die Forschung hat mittlerweile festgestellt, dass aggressive Menschen fünfmal häufiger Herzkrankheiten bekommen. Negative Emotionen schaden unserer eigenen körperlichen und seelischen Gesundheit, genauso wie sie bei anderen seelischen und körperlichen Schaden anrichten. Ein Chef, der seine Aggression bei den eigenen Mitarbeitern auslebt, löst in diesen Stress und Angst aus, was deren seelische und körperliche Gesundheit schädigt. Ein Geschäftsmann, der sich seiner Habgier hingibt und rücksichtslos Geschäfte treibt, stürzt andere ins Verderben. Beide schädigen durch ihr Verhalten aber auch sich selbst.

Umgekehrt können Gedanken Emotionen heraufbeschwören. So können wir uns Dinge vorstellen, die uns wütend machen oder entspannen, die uns in Panik versetzen oder Frieden in uns schaffen. Dies ist ein starkes Werkzeug, um unsere Emotionen in den Griff zu bekommen und uns selbst auf den Weg des Glücks zu führen. Dabei hilft die **Kraft der Vorstellung, der Imagination**. Letzteres leitet sich von dem lateinischen Wort **imago** ab, was „Bild" bedeutet. Wir können uns ein Bild im Geiste vorstellen und versetzen uns dadurch in einen völlig anderen Geisteszustand.

Übung 36: Imagination

Bitte nehmen Sie sich Zeit für diese Übung: Denken Sie an einen Menschen oder eine Situation, der oder die Sie so richtig wütend macht oder bei Ihnen eine starke Begierde auslöst. Spüren Sie tief hinein in diese Emotion, erleben Sie, was sie mit Ihnen anstellt: Der Puls wird schneller, die Atmung gepresster und klares Denken wird schwerer, Sie kommen aus Ihrer Mitte. Nun erschaffen Sie sich im Geiste einen Ort des Friedens: Setzen Sie sich zum Beispiel gedanklich an ein stilles Seeufer, stehen Sie auf einem Berggipfel und blicken ins Tal hinunter, denken Sie sich an Ihren sicheren Ort zu Hause. Beobachten Sie, wie Ihr Körper wieder zur Ruhe kommt, wie Sie langsam wieder in Ihre Mitte gelangen.

Nutzen Sie die Kraft der Imagination im Alltag, wenn sich in Ihnen starke negative Gefühle einen Weg an die Oberfläche Ihres Bewusstseins bahnen wollen.

Sie können jede Art von geistigen Bildern nutzen, um sich aus schwierigen Situationen „wegzubeamen". Denken Sie immer daran: Egal was an Gefühlen und Gedanken passiert, diese gelangen niemals hinter den Vorhang, dort wo Frieden und Sicherheit herrscht ...

Die Natur sagt: Feindseligkeit ist wichtig, um zu überleben. Wenn ich nicht zuerst beiße, werde ich gebissen. Fressen und gefressen werden. Der Stärkste überlebt. Dies ist das Motto der freien Wildbahn und es klingt auch nach einem Manifest unserer westlichen Wirtschaft.

Im Buddhismus sagt man: Feindseligkeit ist immer schlecht, weil sie Hass schürt und Leid verursacht. Wirtschaft kann auch ohne Feindseligkeit auskommen, wenn sie die Ursache der Feindseligkeit, zum Beispiel die Gier und die Habsucht, hinter denen sich zumeist Egoismus verbirgt, ausräumt. Genau das sollte unser Menschsein ausmachen: dass wir unser Denken nutzen, um negative Emotionen unter Kontrolle zu bekommen. Nur so ist Glück möglich, Glück für uns, Glück für andere.

Da wir mit allen Lebewesen auf dieser Erde in Wechselbeziehung stehen, sollte unser Glück immer auch das Glück der anderen sein. Emotionen sind richtig, wenn sie uns und anderen Wohlbefinden bringen.

Übung 37: Stopp

Nehmen Sie sich Zeit für eine kleine Meditation. Ziehen Sie sich an Ihren sicheren Ort zurück. Nehmen Sie eine bequeme, aufrechte Sitzhaltung ein, der Blick kommt an einer Stelle vor Ihnen zur Ruhe. Nehmen Sie sich ein paar Minuten Zeit, um sorgsam Ihre Atmung zu beobachten. Spüren Sie, wie die Luft, voll frischer Energie, in den Körper einströmt und dabei bis in die Zehenspitzen hinunterwandert. Lassen Sie diese Energie in Ihrem ganzen Körper wirken und während der Ausatmung wie von selbst wieder aus dem Körper ausströmen. Werden Sie sich Ihrer Gedanken bewusst, wie sie so durcheinanderrasen. Lassen Sie diese zur Ruhe kommen. Lassen Sie Gedanken, die kommen, mit Ihrem Atem aus dem Körper ausströmen.

Richten Sie nun langsam den Blick nach innen und stellen Sie sich die Weite des Meeres vor und sich selbst auf diesem, in einem kleinen Ruderboot. Alles ist friedlich, die Sonne warm, die Luft klar, die Wellen kräuseln die Oberfläche sanft.

Fortsetzung auf der nächsten Seite

Hier geht es weiter

Nun stellen Sie sich eine negative Emotion vor, die Sie während der letzten Tage sehr belastet hat. Vielleicht ist es Feindseligkeit, vielleicht Wut, Zorn, Eifersucht, Gier, von Ihnen oder von jemand anders. Sehen Sie in Ihrem inneren Bild, wie das Meer durch einen plötzlich aufziehenden Sturm aufgepeitscht wird und Ihr Boot droht, von den Wellen verschlungen zu werden. Stellen Sie sich diese Szenerie lebhaft vor und dann sagen Sie „Stopp!" zu dem Bild! Sie frieren die Szene ein, wie ein Standbild in einem Film. Auch der Ton von brausendem Wind und peitschendem Wasser verstummt auf der Stelle. Erkennen Sie, dass Sie, Ihr Geist, die Wirklichkeit macht! Sie haben es in der Hand, all die Geistesgifte, die Ihren Geist quälen, zu stoppen! Nehmen Sie im Geiste Ihre Hand und glätten Sie das Meer, vertreiben Sie den Sturm! Sofort kehrt wieder Ruhe ein und Sie genießen wieder die warme Sonne auf Ihrer Haut, das sanfte Schaukeln des Bootes und die angenehme frische Brise des Meeres.

Beenden Sie die Meditation, indem Sie das Bild ziehen lassen und sich wieder auf Ihren Atem konzentrieren. Kommen Sie wieder in Ihrem physischen Körper an, öffnen Sie die Augen für den Raum, in dem Sie sitzen, reiben Sie sich Ihr Gesicht, klopfen Sie sich Ihre Arme und kommen Sie wieder in Ihrem Zimmer an.

Bitte machen Sie sich danach Notizen in Ihrem Glücks-Tagebuch! Das Bild dieser Meditation können Sie in Ihrem Alltag auch jederzeit nützen, wenn Sie eine starke Emotion zu ertränken droht.

Wege aus der Emotion

Der Buddhismus nennt vor allem drei Methoden, die aus der negativen Emotion herausführen – **Gegenmittel, Befreiung und Nutzung.**

Das Gegenmittel dient der Neutralisierung der Emotion wie ein Gegenmittel bei einem Gift. Die Befreiung strebt danach, die Emotion im Moment ihrer Entstehung sachlich zu betrachten und damit in nichts aufzulösen. Die Nutzung macht sich die archaische Kraft der Emotion zunutze, um eine Veränderung zu erreichen. Ziel ist es, die Emotion so in den Griff zu bekommen, dass sie unser Denken und Handeln nicht mehr dominiert.

1. Gegenmittel

Das Gegenmittel macht sich eine Tatsache des Geistes zunutze: Zwei gegensätzliche Emotionen können nicht gleichzeitig existieren. Zum Beispiel können Liebe und Hass schnell hin und her wechseln, nicht jedoch im selben Moment auftreten. Wenn jemand von Herzen etwas Gutes tun möchte, kann er nicht gleichzeitig etwas Böses anstellen. Wenn ich jemandem von Herzen alles Gute wünsche, kann ich ihm nicht gleichzeitig Pest und Cholera an den Hals wünschen. Wenn ich die „Vier Unermesslichen", also liebende Güte, Mitgefühl, Mitfreude und Gleichmut, täglich trainiere und in meinen Alltag integriere, schwächt das Wut, Neid, Leid, Hass und Ausgrenzung. Wie wollen Sie jemandem böse sein, der Sie emotional attackiert, für dessen Situation Sie aber Verständnis aufbringen? Es wird ihn entwaffnen und seine Wut wird abklingen.

Bringen Sie Hass nicht Hass entgegen, sondern Liebe und Verständnis, setzen Sie dem Leid nicht Ihr eigenes Leid entgegen, sondern Mitgefühl. Und steigen Sie in eine hitzige Diskussion nicht mit vielen Emotionen ein, sondern begegnen Sie den Menschen, die sie führen, mit Gleichmut.

Dazu kann ich Ihnen zwei Beispiele aus meinem Leben nennen. Eine Patientin kommt zu mir in die Praxis. Sie ist Russin und im Gespräch kommen wir auf den Ukraine-Angriff durch Russland. Sie verteidigt Russland und sagt: „Es ist ein Wunder, dass die Ukraine nicht viel früher angegriffen wurde!" Dabei erzählt sie mir, dass sie für Ihre Haltung schon mehrmals angefeindet worden ist. Ich habe meine „Vier Unermesslichen" ausgepackt und gespürt, wie sehr sie dieser Krieg belastet, zumal sie in der Ukraine geboren und in Russland aufgewachsen ist. Der Patriotismus ihrem Land gegenüber ist so tief verankert, dass sie nicht anders kann, als ihr Land und dessen Politik zu verteidigen, auch, um ihrem Kind, das dabei ist, nicht die emotionale Heimat zu nehmen. Verständnis für eine vielleicht falsche Meinung zu haben, bringt oft viel mehr als unbedingt recht behalten zu müssen. Zu glauben, recht zu haben, andere be- oder verurteilen zu können, ist ein Zeichen der Ich-Bezogenheit. Oft tut es gut, das Ego hintanzustellen und lieber von Herzen zuzuhören, vor allem auch die Zwischentöne wahrzunehmen.

Das zweite Beispiel betrifft meine Frau und meine Tochter, Hannah. Hannah ist 12 Jahre alt und lebt gerade ihre aufkeimende Pubertät aus. Da hat sie schon einigen Blödsinn gemacht, den sie sehr bereut hat, wurde aber deswegen dann von einem Jungen gemobbt und bei jeder Gelegenheit beleidigt. Meine Frau, die sehr aufbrausend werden kann, wenn es um die Kinder geht, attackierte daraufhin die Mutter des Jungen am Telefon, welche kurz darauf vor unserem Gartentor stand. Dort ging dann der verbale Schlagabtausch in Gassenlautstärke von beiden Seiten weiter, beendet durch Flucht von beiden Seiten. Wenig später haben meine Frau und ich gerade darüber gesprochen und auch darüber, wie sehr sie die „Feindschaft" mit der Frau belastet. „Warum machst du nicht den ersten Schritt und entschuldigst dich bei ihr? Glaubst du nicht, dass du dadurch ihr und dir viel Leid ersparst?", sagte ich zu ihr. Ich war noch in der Praxis, als meine Frau mich anrief, sie müsse mir nur schnell erzählen, dass sie diese Mutter angerufen und ihr lange auf die Mailbox gesprochen habe; es täte ihr von Herzen leid, wie sie sich verhalten hatte und sie wolle sich für ihr eigenes Fehlverhalten entschuldigen und hoffe, dass sie sich wieder in Frieden begegnen würden. Kein Vorwurf. Und tatsächlich schrieb diese Mutter gleich darauf zurück und man spürte in ihren Worten die Erleichterung über die Beendigung des Konflikts. Sie entschuldigte sich auch von sich aus, dass sie wohl einiges falsch gemacht habe.

Es zeugt von menschlicher Größe, wenn man sich mit seiner eigenen Erkenntnis, Meinung oder Wahrnehmung der Wirklichkeit zurücknimmt, um anderen Leid zu ersparen. Das heißt nicht, dass mein feig ist und nichts tut. Im Gegenteil, man handelt mit Bestimmtheit, aber ohne Hass und ohne Vorverurteilung.

Sie wissen ja bereits, wer die Welt macht: Unser Citta, unser Geist! Und nun wissen Sie auch, wie man die Welt rettet: durch unseren Citta, wenn Sie sich von ihm nicht kontrollieren lassen!

Das Gegenmittel von Hass ist Liebe, von Egoismus Selbstlosigkeit, von Verlangen der innere Frieden und der Gleichmut. Gerade Gier und Verlangen können einen fest im Griff haben wie eine Sucht! Die Gier nach Vergnügen zum Beispiel, welche man nutzt, um sich für ein paar Momente glücklich zu fühlen (und Sie wissen ja schon, dass dies nur scheinbares, oberflächliches Glück ist ...), kann einen zu einer ferngesteuerten Marionette machen und den gesamten Tagesablauf prägen, ständig auf der Suche nach Befriedigung um jeden Preis. Die Gier nach Vergnügen raubt jegliche Freiheit. Ihr kann man begegnen, indem man den Geist nach innen richtet und den Frieden und die Freiheit hinter dem Vorhang aus Gedanken und Gefühlen aufsucht. Hier kann die Meditation die Heilung sein.

Wut kommt oft in der Gestalt von **Ungeduld** daher. „Jetzt mach schon weiter!" – „Musst du immer so herumtrödeln?!" – „Ich hab doch meine Zeit nicht gestohlen!" – „Wegen dir geht sich das alles nicht mehr aus!" Die Gegenmittel: Geduld und Verständnis und – nicht hetzen lassen! Zum Beispiel wäre eine entwaffnende Reaktion darauf, wenn sie von Herzen kommt, demjenigen besonders viel Geduld entgegenzubringen. Das wird ihm die eigene Ungeduld viel besser vor Augen halten als Wut oder Ablehnung und ihm gleichzeitig die Möglichkeit zur Selbstreflexion geben.

Ein Tier entwickelt Wut nur für einen kurzen Moment. Das Tier wird Wut meiden, so gut es geht, aber wenn nötig wird es die Emotion nur kurz, dafür sehr stark hervorbringen. Ich denke zum Beispiel an Wölfe, die um Futter kämpfen, oder an Drohgebärden von rivalisierenden Bären: Knurren oder kurz kämpfen, dann ist es erledigt. Die Stärke des anderen wird kurz abgecheckt und einer dreht sich um und geht. Begegne ich Wut mit Geduld, löst sie sich oft von ganz allein auf.

Wahre Liebe und Hass können nicht gleichzeitig existieren. Liebe wünscht sich das Glück des anderen, Hass wünscht sich sein Unglück. Wenn jemand liebt und den Geliebten oder die Geliebte gleichzeitig betrügt, handelt es sich nicht um wahre Liebe, sondern um besitzergreifendes Verhalten, Anhaften und Verlangen. Diese Gefühle sind kein Gegenpol zu Hass, sondern deren Verwandte. Liebe schenkt und erwartet nichts. Die Natur der wahren Liebe ist die Selbstlosigkeit. Die folgenden Emotionen sind nicht miteinander vereinbar: **Neid und Freude, Großzügigkeit und Geiz, Hochmut und Demut.** Mit Freude kann ich Neid entwaffnen, mit Großzügigkeit Geiz, mit Demut den Hochmut.

Übung 38: Gegenmittel

Durchleben Sie bitte einmal sehr bewusst einen ganzen Tag Ihres Alltags und demaskieren Sie negative Emotionen, die in Ihnen auftreten oder die Ihnen entgegengebracht werden. Wann empfinden Sie Neid, wann Hochmut, wann Wut? Als Erstreaktion hilft: Lassen Sie sich Zeit, atmen Sie lange ein und aus. Reagieren Sie nicht sofort! Und dann setzen Sie in Gedanken Ihr Gegenmittel ein: Der Wut bringen Sie Ruhe, Geduld und Verständnis entgegen, dem Neid Mitfreude, dem Hochmut Demut und Verständnis. Ziel ist es, den ganzen Tag über jede aufkeimende negative Emotion mit dem Gegenmittel im Keim zu ersticken. Bitte machen Sie sich ausreichend Notizen in Ihrem Glücks-Tagebuch und merken Sie sich typische Beispiele in Ihrem Leben, bei denen Sie der Emotion immer wieder auf den Leim gehen!

2. Befreiung

Emotionen sind „leer“. Die **Leere ist ihre wahre Natur**. Sie ist nur „viel Luft um Nichts“. Die Emotion allein hat keine Macht. Erst durch Ihre Handlungen kann sie zu einer verletzenden Waffe werden. Wenn Sie zum Beispiel das leere Wesen eines Wutausbruchs erkennen, befreien Sie die Wut, indem Sie über diese meditieren und sich im Geiste, ohne weitere Emotion, dessen leere Natur ansehen. Sie denken dann zum Beispiel: „Das ist jetzt ein Wutausbruch. Doch er hat keine Substanz, kein Fundament. Es ist nur ein Gedanke, der mich wütend macht. Und den kann ich auflösen, so wie sich Gewitterwolken wieder in Luft auflösen können.“ Die ruhige Atmung, das langsame Ausatmen hilft, um sich nicht von der Welle der Wut mitreißen zu lassen.

Übung 39: Befreiung

Stellen Sie sich eine Situation vor, in der Sie richtig wütend werden. Nun befreien Sie Ihre Wut, erkennen Sie, dass sie nur viel heiße Luft ist, ein verletzender Gedanke. Machen Sie sich bewusst, was diese Wut anstellen könnte, wenn Sie ihr freien Lauf gewähren. Wollen Sie wirklich, dass das passiert? Lösen Sie lieber die Wut in nichts auf. Erproben Sie diese Methode im Alltag und machen Sie sich bitte Notizen in Ihrem Glücks-Tagebuch!

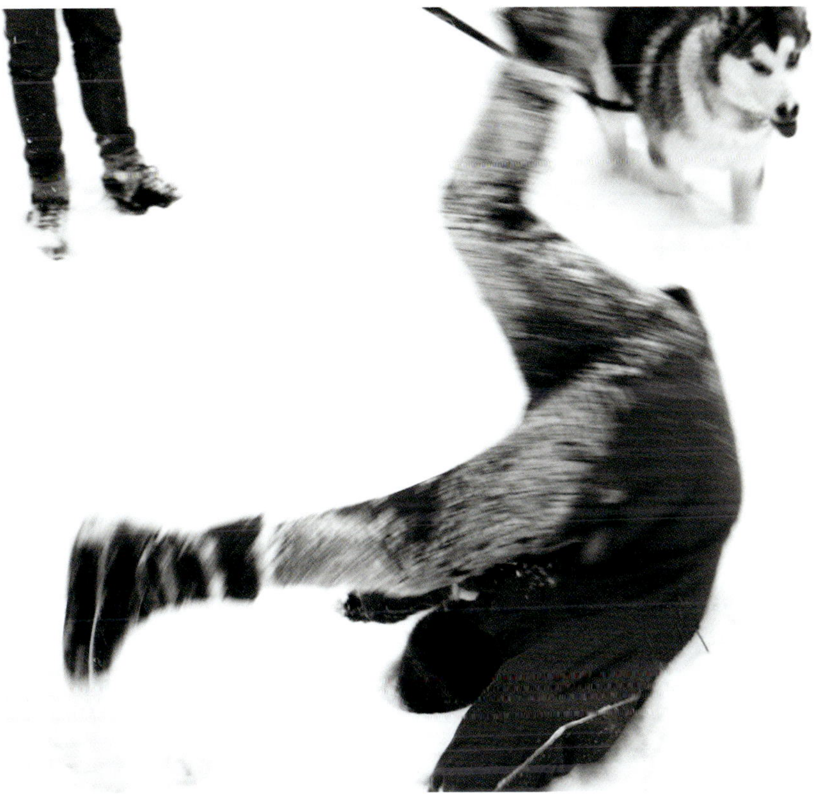

3. Nutzung

Hierbei nutzen Sie die Kraft einer negativen Emotion aus, um etwas in Ihrem Leben zu bewirken und **Hindernisse zu überwinden.** Wenn Sie sich zum Beispiel ärgern, dass Sie etwas nicht können, kann das ein **Ansporn** sein, beharrlich zu üben, bis man es eben kann. Wut und Ärger helfen Ihnen dann dranzubleiben. In gleicher Weise kann Neid Sie dazu beflügeln, selbst „so gut, so strahlend, so perfekt" zu werden. Eifersucht könnten Sie dazu verwenden, sich viel mehr um Ihre Partnerin oder Ihren Partner zu kümmern, sie oder ihn mit mehr Liebe zu umgarnen, damit sie oder er gar nicht mehr auf die Idee kommt, an andere zu denken. Verlangen setzt viel Kraft in Ihnen frei, Kraft, die Sie sinnvoll einsetzen können, um anderen zu helfen oder um zum Beispiel ein Kunstwerk zu erschaffen. Stolz ist ein Zeichen ausgeprägten Selbstvertrauens. Erkennt man seinen Stolz und das eigene Selbstvertrauen dahinter, so kann man dieses nutzen, um andere in ihrem Selbstwert zu stärken.

Übung 40: Nutzung

Leiden Sie unter negativen Emotionen, die Sie vielleicht sinnvoll nutzen könnten, um vielleicht endlich etwas zu tun, was Sie schon immer tun wollten? Können Sie von diesen negativen Emotionen Kraft abschöpfen, um diese an anderer Stelle konstruktiv einzusetzen, mit Gewinn für Sie selbst und andere?

Das Ziel dieser drei Methoden (Gegenmittel, Befreiung und Nutzung) ist es, sich aus der Umklammerung negativer Emotionen zu befreien, die Anhaftung zu lösen und wieder frei und selbstbestimmt handeln und leben zu können. Die Meditation ist ein wertvolles Mittel, um über Emotionen „emotionslos" nachdenken zu können. Wenn Sie es schaffen, sich von einer negativen Emotion zu lösen, reißt das auch viele Probleme bei der Wurzel aus. Verankern Sie diese „Lösungen" als wunderschöne Bilder oder Geschichten in Ihrem Herzen. Mit der Zeit haben Sie dann ein ganzes Fotoalbum an wertvollen Verknüpfungen in Ihrem Herzen, welches Sie jederzeit hervorkramen und durchblättern können, um sich diese Lösungen wieder bewusst zu machen. Mit der Zeit überwiegt die Freude, so viele Emotionen, negative und positive, zu haben, welche Ihr irdisches Leben so reich machen und Ihnen ständig die Möglichkeit geben, sich weiterzuentwickeln und anderen zu helfen. So nutzen Sie Ihre Gefühle, um Wege aus dem Leid für sich und andere zu finden.

Noch ein Tipp: Oft ist es gut, einmal eine Nacht über ein Problem zu schlafen, Abstand zu einer Emotion zu bekommen. Mit dem Abstand allein sieht Citta oft schon wieder klarer, haben sich die Wogen wieder von selbst geglättet und man kann viel ruhiger an einer zukünftigen Lösung einer negativen Emotion arbeiten.

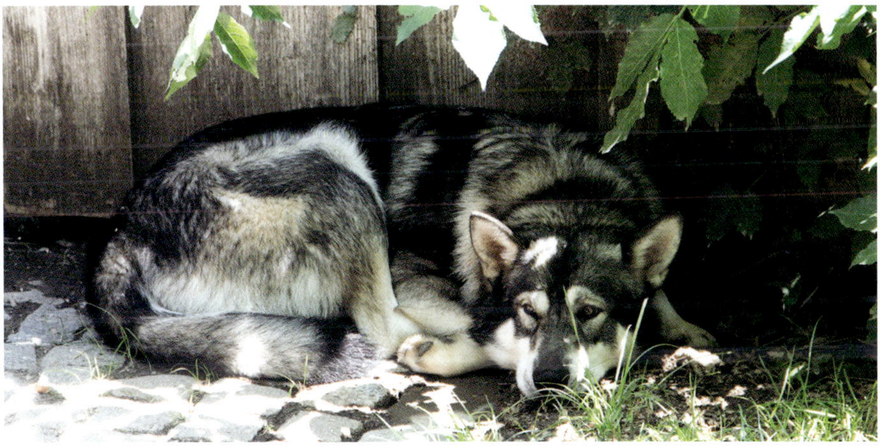

Geistesschulung

Merken Sie, was wir hier in diesem Buch, mit all den Übungen, den Schreibimpulsen und Meditationen, die ganze Zeit tun? Wir trainieren unseren Geist so wie ein Sportler seinen oder eine Sportlerin ihren Körper. Dieses Training ist wichtig, um die wahre Natur unseres Geistes, unseres Citta, zu erkennen. Wenn Sie erkannt haben, dass zum Beispiel Wut bisher Ihre Betrachtung der Welt getrübt hat und dass es Werkzeuge gibt, die Sie einsetzen können, um die Wut aufzulösen, wird die

Welt eine andere sein! Doch nicht die Welt hat sich verändert, Sie selbst haben sich verändert. Dann bewahrheitet sich der Spruch von Mahatma Gandhi: „Sei du selbst die Veränderung, die du dir von der Welt wünschst!"

Es genügt nicht, etwas verstanden zu haben. Das sind nur Gedanken ohne Emotionen, ohne Handlungen. Durch das Trockentraining während der Meditation mit Emotionen in Ihrer Vorstellung und das bewusste Anwenden der Erkenntnisse daraus in Ihrem Alltag passiert jedoch die Veränderung für Sie und die ganze Welt. Daher all die Übungen, die ich Ihnen hier empfehle! Auf die gleiche Weise bekommen all meine Patienten und Patientinnen „Hausaufgaben", die sie täglich üben dürfen, um Veränderungen des seelischen und körperlichen Zustandes zu erreichen. Warum geht es uns denn so, wie es uns geht? Weil wir so gelebt haben, weil wir unseren Emotionen freien Lauf gelassen haben, weil wir Verstrickungen nicht entwirrt haben, weil wir ständig an Verschiedenstem angehaftet haben, weil wir ständig mehr verlangen. Diese Muster gilt es zu erkennen, zu entwirren und aufzulösen. Darum praktizieren Sie bitte täglich etwas Meditation, je nach Ihren persönlichen und zeitlichen Möglichkeiten.

Warum so viele negative Emotionen?

Vielleicht fragen Sie sich manchmal: Warum nimmt der Hass auf dieser Welt so zu? Warum gibt es so viel Neid und Missgunst? Warum sind so viele Menschen unzufrieden und unglücklich, selbstherrlich und egoistisch?

Einige der Antworten wissen Sie bereits: Wer viel besitzt, hat Angst, diesen Besitz wieder zu verlieren. Wir hier im Westen sind so reich, besitzen so viel und haben solche Angst, diesen Wohlstand wieder zu verlieren. Die Ursache dieses Denkens liegt in der Illusion, all das könnte uns dauerhaft glücklich machen. Das ist die Verwechslung, von der wir gesprochen haben. Der hemmungslose Kapitalismus hat Einzug in jede Faser unseres Körpers gehalten. Wir umklammern materielle Dinge und projizieren unsere Wünsche und Hoffnungen auf diese. Und warum? Weil uns **wahre Ziele** fehlen, weil uns **Vorbilder** verloren gegangen sind, weil wir an nichts mehr glauben. **Der**

Realismus ist der Kapitalismus des Geistes. Doch was ist real? Was ist wirklich? All das, was ich sehe oder besitze? All das, was ich als real empfinde? Sind all die Dinge um mich mein Leben? Bin ich die Dinge? Und da sind wir wieder am Anfang angekommen, bei der Verwechslung …

Wie soll denn Hass aus unserer Welt verschwinden, wenn wir unsere Sprache so wählen, dass er ständig präsent ist? Wie wollen wir Neid, Gier und Eifersucht loswerden, wenn die Werbung, der wir uns täglich aussetzen, sich ihrer bedient? **Nur indem Sie selbst die Veränderung sind, die die Welt braucht!** Wir sind es doch, die die Werbung machen, die zulassen, dass wir manipuliert werden. Wenn wir das durchschauen, verliert die Werbung ihre Kraft.

Für unsere Kinder und Jugendlichen wäre es so wichtig, dass wir ihnen Vorbilder schenken, ihnen die Bedeutung gesunden ethischen Verhaltens nahebringen und Werkzeuge anbieten, um mit all den Emotionen und Geistesgiften besser umgehen zu können. **Es darf ein Ziel sein, wahrhaftig glücklich zu werden!** Und dafür braucht es Wegweiser und Unterweisungen, um zu innerem Glück zu gelangen. Nur dann wird Glück nachhaltig sein, um ein häufig strapaziertes Wort zu bemühen …

Übung 41: Mitgefühl für die Welt

Nehmen Sie sich bitte Zeit für eine Meditation. Sie haben inzwischen eine zarte Routine, Ihren sicheren Ort und möglicherweise Ihre bevorzugte Tageszeit. Finden Sie Ihre Position und dann richten Sie mit Hilfe der Atmung Ihre Aufmerksamkeit nach innen. Nun stellen Sie sich eine Person vor, die leidet. Versuchen Sie, dieses Leid so realistisch wie möglich wahrzunehmen und zu erfassen. Sagen Sie sich nun im Geiste: „Ich möchte dieses Leid lindern und seine Ursache auflösen." Spüren Sie, wie Mitgefühl Sie erfasst. Lassen Sie zu, dass das Mitgefühl sich in Ihrem Herz und Ihrem ganzen Körper ausbreitet.

Fortsetzung auf der nächsten Seite

Hier geht es weiter

Kein fühlendes Wesen möchte leiden. Kein einziges Lebewesen hat es verdient zu leiden. Doch es geschieht viel Leid auf der ganzen Welt, jede einzelne Sekunde. Lassen Sie das Mitgefühl, das Sie für diese Person empfunden haben, nun auf die ganze Welt übergehen, auf alle fühlenden Wesen. Sagen Sie sich: „Ich möchte das Leid dieser Welt lindern und seine Ursache auflösen, mit meinen Mitteln und meinen Möglichkeiten."

Das ist viel Leid, welches die Welt tragen muss und Sie vielleicht in diesem Moment empfinden.

Stellen Sie sich nun einen Menschen vor, der aus tiefstem Herzen glücklich ist, der liebt und geliebt wird. Versuchen Sie, dieses Glück und diese Liebe so realistisch wie möglich wahrzunehmen und zu erfassen. Sagen Sie sich nun im Geiste: „Ich spüre dein Glück, deine Liebe und freue mich so für dich!" Spüren Sie, wie Sie von Liebe und Mitfreude erfasst werden. Lassen Sie zu, dass die Liebe und die Mitfreude sich in Ihrem Herz und Ihrem ganzen Körper ausbreiten. Alle fühlenden Wesen möchten glücklich sein. So viele erreichen dieses wahre Glück, ohne dass sie viel besitzen, brauchen, verlangen oder viel erwarten. Lassen Sie die Liebe und die Mitfreude, die Sie für diese eine Person empfunden haben, nun auf die ganze Welt übergehen, auf alle fühlenden Wesen. Lassen Sie diese tief empfundene Freude und Liebe in Ihr Herz Einzug nehmen.

Am Ende der Meditation nehmen Sie sich noch Zeit, um darüber nachzudenken, wie alle Menschen miteinander verbunden sind, wie wir alle voneinander abhängen. Das ist unsere gemeinsame Welt. Sie braucht unsere Weisheit und unser Mitgefühl. Falten Sie Ihre Hände vor der Brust, über Ihrem Herzraum, und führen Sie eine kleine Verbeugung aus. Sie soll Ihre Dankbarkeit für das Erfahrene ausdrücken.

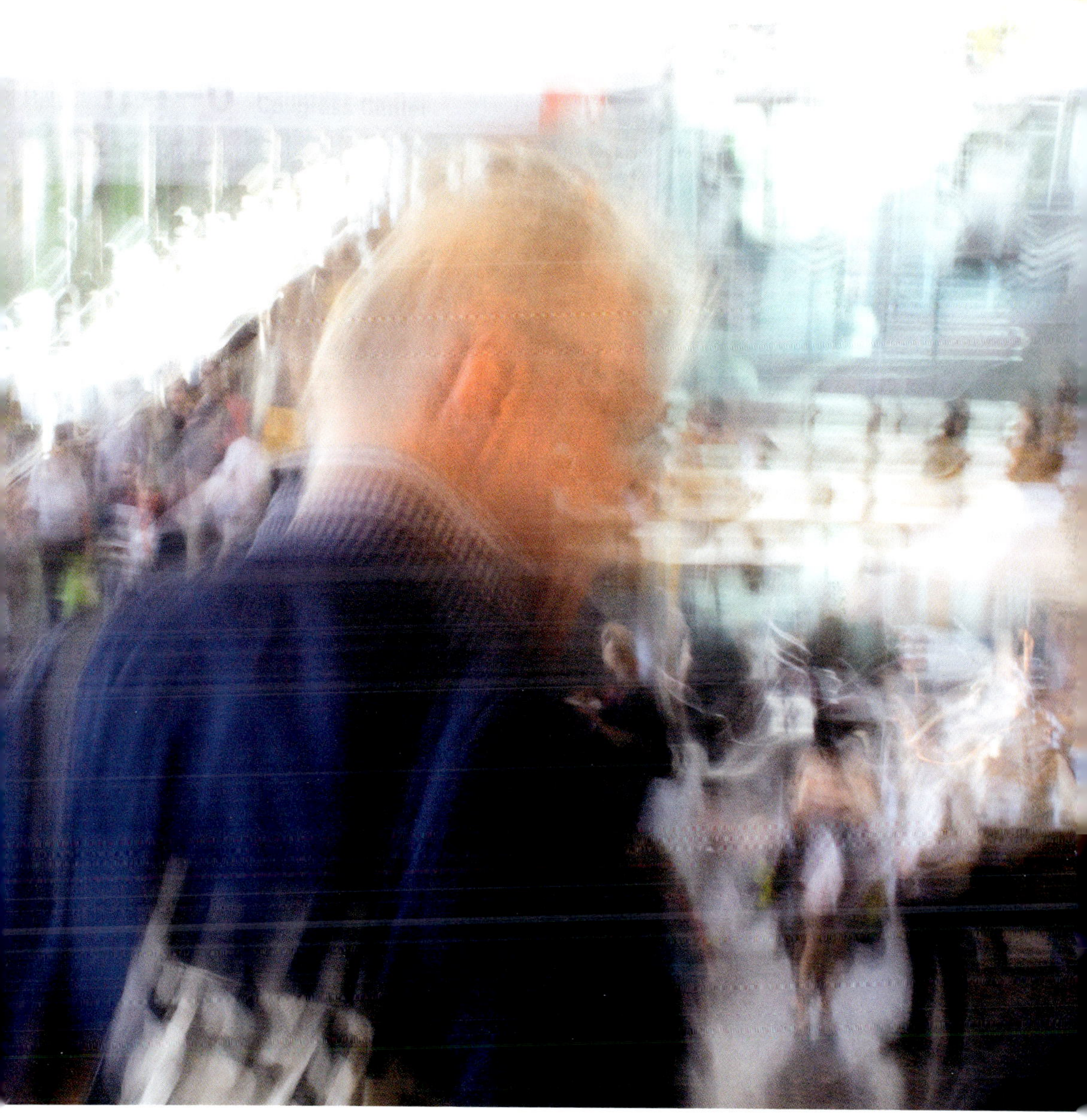

YOGA: TEIL 2 – DIE FREIHEIT

Der Weg der Erkenntnis führt in die Freiheit. Am Anfang steht die Verwechslung: Wir halten die Welt, die wir selbst sehen, für die einzig wahre Welt. Doch es ist Citta, unser Geist, der uns die Welt durch seine getönte Brille sehen lässt. Erkenntnis bedeutet zu erkennen, dass diese Welt so ist, wie man sie sieht. Wenn man seine Sicht verändert, verändert man die Welt. Man sieht einen Apfel und wird traurig, weil einen der Apfel an eine traurige Sache in der eigenen Kindheit erinnert. Löst man die Emotion aber von dem Apfel, ist ein Apfel nur ein Apfel. Punkt. Ein Baum ist nur ein Baum. Wut ist nur ein Gefühl und keine böse Handlung. Liebe ist nur ein Gefühl, aber keine Abhängigkeit. Rache ist nur ein Gefühl, das aus Hass geboren wird und Hass entsteht aus Wut. Wut wiederum ist nur ein Gefühl, welches mit Geduld und Mitgefühl aufgelöst werden kann. Wenn man der Wut Wut entgegenstellt, zerstört man sich selbst und andere. Wenn man täglich Gleichmut, liebende Güte, Mitfreude und Mitgefühl trainiert, durchbricht man den Kreislauf. Frieden kann dann in den eigenen Geist einkehren und in den Geist der anderen. Unser Übungsfeld dafür ist der Alltag und jede einzelne Begegnung mit anderen Menschen sowie unser sicherer Ort für unsere Meditation. Wenn Sie regelmäßig meditieren, wird Ihnen die Mediation immer leichter gelingen, immer tiefer werden und Sie werden sich langsam verwandeln.

Die Meditation

Die **erste Stufe** der Meditation heißt **Dharana**, die **anhaltende Ausrichtung.** Dharana bedeutet tiefe Fokussierung auf eine Sache, wobei alles Fühlen und Denken darauf ausgerichtet ist. Dharana ist ein „Citta-Training“ und der Beginn der Meditation. Dharana formt den Geist: Wir werden, was wir denken. Schaffen wir es, den Geist auf einen Gedanken zu reduzieren, formt sich Klarheit im Citta. Die einfachste Übung ist es, ein Objekt zu betrachten und sich nur darauf zu konzentrieren. Zum Beispiel stellen Sie eine Kerze vor sich hin und konzentrieren sich auf sie. Betrachten Sie die Kerze so lange wie möglich und blinzeln Sie möglichst nicht. So entsteht im Geist ein

Bild der Kerze. Das Ziel ist es, so lange wie möglich mit den Gedanken bei dem Objekt zu sein. Es hilft, dass Sie sich auch Gedanken über die Kerze machen, über die Flamme, wie schön warm das Licht ist, wahrnehmen, wie die Flamme leicht flackert, wie viel Rauch von ihr aufsteigt, wie die Kerze genau aussieht und so weiter. So fokussieren Sie alles in sich auf dieses eine Objekt und trainieren Ihre Aufmerksamkeit. Ziel ist es, irgendwann keine Gedanken mehr über die Kerze zu haben, sie nur zu betrachten und im Geist das Bild zu haben, ohne dass mehr passiert.

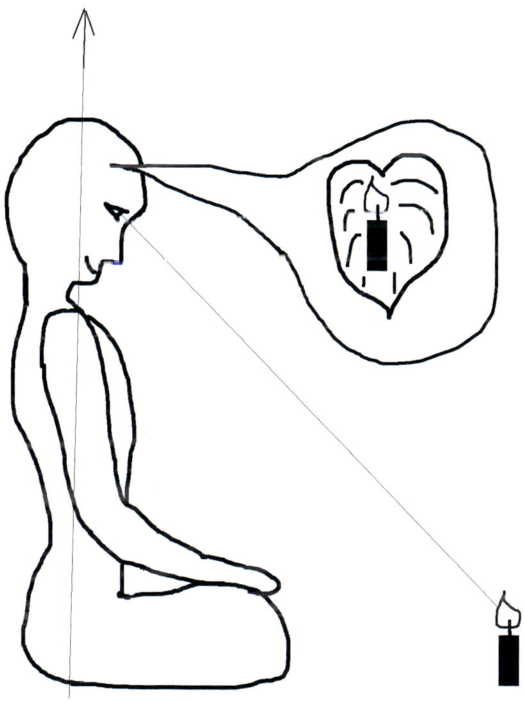

Übung 42: Dharana mit Kerze

Bitte praktizieren Sie die Meditation wie oben beschrieben mit einer brennenden Kerze, die Sie vor sich hinstellen.

Die nächste Stufe ist es, sich die Kerze vorzustellen und sich auf dieses Bild im Geist zu konzentrieren, ohne dass eine reale Kerze vor Ihnen steht. Nach einiger Zeit der Betrachtung können Sie die Augen schließen und sich auf die Kerze in Ihrem Geist konzentrieren. Wenn Sie die Aufmerksamkeit verlieren, öffnen Sie einfach wieder die Augen und verbinden sich mit dem realen Objekt. Mit der Zeit formt der Geist das Bild der Kerze scharf wie eine Fotografie in Ihrem Geist nach. Wenn Sie später in Ihrem Alltag an die Kerze denken, bringen Sie sich auch wieder zurück in die Situation der Betrachtung und erlangen dabei wiederum die Ruhe, die Sie bei der Betrachtung hatten.

Das nächste Mal, wenn Sie sich dann zum Meditieren hinsetzen, stellen Sie sich die Kerze vor, in allen Details, so wie das Bild, das Ihr Geist von ihr das letzte Mal gemacht hat.

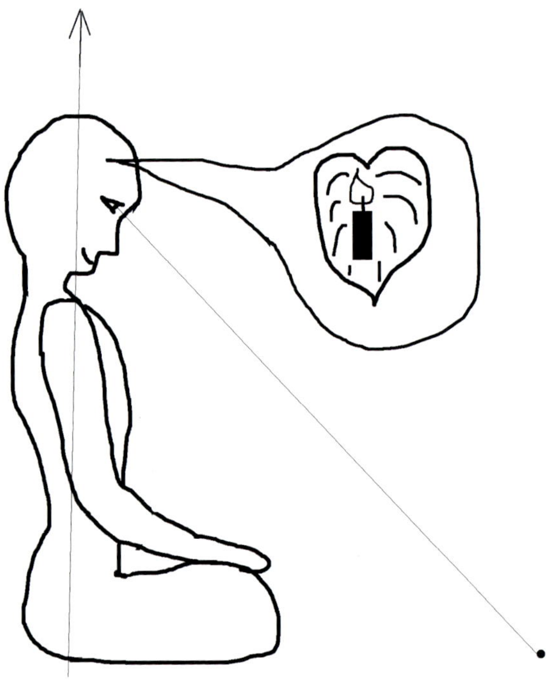

Die Betrachtung der Kerze im Geiste machen Sie mit offenen und geschlossenen Augen. Mit der Zeit wird es egal sein, ob die Augen offen sind oder geschlossen, der Blick richtet sich bereits nach innen. All das ist Dharana.

Übung 43: Dharana ohne Kerze

Finden Sie sich an Ihrem sicheren Ort ein. Praktizieren Sie diese Meditation einzig mit der Vorstellung einer Kerze. Wählen Sie diese Meditation immer wieder, bis in Ihnen das Gefühl eines „kontinuierlichen Stroms“ entsteht. Wenn das funktioniert, können Sie beliebige andere Objekte in Ihrer Vorstellung oder Themen wählen, die Sie in Ruhe im Geiste betrachten wollen oder über die Sie in Ruhe nachdenken wollen. So kann man über ein schönes Bild meditieren, eine Erinnerung, Ihren Herzraum, die Beschaffenheit Ihres Geistes, Glück, die Ursache des Glücks, das Leid oder die Ursache des Leids. Schließen Sie auf jeden Fall jede Meditation mit einem positiven Gefühl ab. Das, was in der Meditation am Schluss kommt, bleibt am intensivsten in der Erinnerung hängen. Zum Beispiel stellen Sie sich dazu bei dem Thema „Leid“ die Auflösung des Leids und den Einzug des Glücks in Ihren Herzraum bildlich vor.

Wenn man Dharana lange genug übt, entsteht daraus langsam die zweite Stufe der Meditation, **Dhyana, „das stille Reflektieren“**, ein ununterbrochener Fluss der Konzentration. In Indien hat man ein sehr schönes Bild für diesen „kontinuierlichen Strom“: Es ist so, wie wenn man Öl von einem Gefäß in das nächste gießt. Der Ölstrom ist gleichmäßig und wird nie unterbrochen.

Wie erkennt man den Unterschied? Vielleicht so: Sie setzen sich um 6 Uhr hin zur Meditation, für eine Stunde. Wenn der Wecker um 7 Uhr läutet und Sie sich denken: „Was, schon eine Stunde um? Das hat sich wie fünf Minuten angefühlt!“, dann haben Sie wahrscheinlich im Dhyana meditiert. Wenn Sie umgekehrt nach fünf Minuten auf die Uhr sehen, weil Sie vermuten, dass ja schon längst eine Stunde um sein musste, stecken Sie wohl noch im Stadium Dharana fest und haben noch nicht den fließenden Strom von Dhyana erreicht.

Je tiefer man in der Meditation versinkt, desto weniger Bedeutung haben Zeit und Raum. Man weiß nicht, wo man ist und verliert das Zeitgefühl. Selbst der Körper ist in der Meditation vergessen. Sie sind ohne Zeit, Raum oder Körper.

In diesem Sinne ist Meditation mit Schlaf vergleichbar: Man weiß nicht, dass man einen Körper hat. Wenn man Sie im Tiefschlaf nimmt und woanders hinträgt, bekommen Sie das nicht mit. Wenn Sie dann erwachen, denken Sie: „Wie bin ich vom Sofa zum Bett gekommen?"

Ein anderes Zeichen, dass Sie in der Meditation ankommen, ist das Gefühl der Leichtigkeit, wenn man den „Körper im Geiste verlässt". Manchmal stellen sich auch schöne Bilder oder wunderbare Gefühle, Glücksgefühle, ein. Manchmal verliert man auch im Geist das Objekt der Betrachtung und hat nur noch diese wunderbaren Gefühle oder Bilder. Manchmal hört man auch Klänge oder sieht Lichter. Gehen Sie unvoreingenommen in die Meditation hinein. Offen und wie ein staunendes Kind, das zum ersten Mal durch einen Vergnügungspark geht.

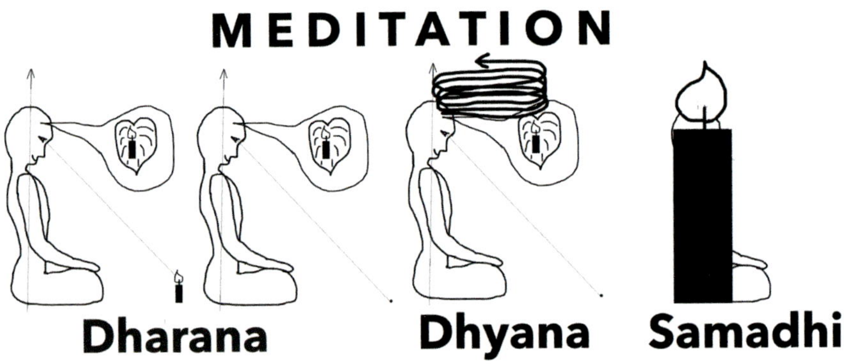

Der Zustand des **Samadhi**, der **vollkommenen Erkenntnis,** die **dritte Stufe** der Meditation, wird oft so beschrieben, dass der Betrachter und das Objekt, das er betrachtet, miteinander eins werden. Tatsache ist, dass man es spüren wird, wenn man es erlebt. Man betrachtet auf einmal nicht mehr. Man ist, im Geist und im Körper, überall, man ist das Objekt, in unserem Beispiel die Kerze.

Samadhi trainiert man nicht. Man trainiert Dharana, indem man sich aufrecht hinsetzt und die Konzentrationsübungen macht, wie oben beschrieben. Man trainiert Dhyana, indem man sich regelmäßig, mit Disziplin und ohne Zeit- und Erwartungsdruck für die Konzentrationsübungen hinsetzt, dann – irgendwann – die „Zeit verliert“ und dann – irgendwann – einfach in Samadhi ankommt. Es ist wie beim Schwimmenlernen. Die Technik kann man erlernen, dann übt man und auf einmal – und man weiß oft nicht, was man anders gemacht hat als das letzte Mal – schwimmt man. Denken Sie an 6-jährige Kinder, die eingeschult werden. Bei Kindern sagt man, dass es ein Zeichen von Reife ist, wenn sie in Ruhe sitzen bleiben und sich auf eine Sache konzentrieren können. Kindern, die das noch nicht können, gönnt man heute oft noch ein zusätzliches Jahr im Kindergarten. Dort sollen sie noch herumtollen und langsam Sehnsucht nach dem Sitzen und Lernen entwickeln …

Wie bei den Kindern ist es auch bei uns Erwachsenen wichtig, Freude am Lernen sowie an der eigenen Weiterentwicklung zu haben. Bewahren Sie den Kindern die Freude am Lernen und sich selbst die Freude an der eigenen Weiterentwicklung! Übung macht den Meister.

Dharana, Dhyana, Samadhi werden zusammen **Samyama** genannt, die Versenkung.

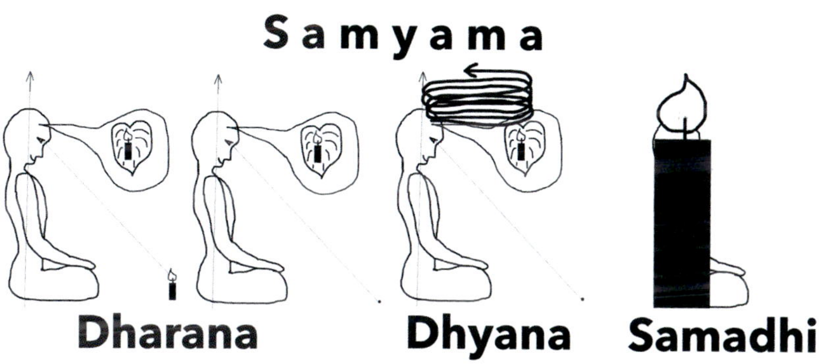

Schafft man es, in der Meditation bis zu Samadhi zu gelangen, fällt es einem wie „Schuppen von den Augen“: Auf einmal erkennt man, was hinter allem Sein steckt. Die Kerze ist dann nicht bloß eine Kerze, sondern viel mehr, etwas, was nicht in Worte gefasst werden kann.

Das grundlegende Thema hinter allen Themen ist: „Wer bin ich und wer bin ich nicht?“ – „Welche Stimme in mir ist die meines wahren Selbst oder die Stimme meines Citta?“ Samyama bringt uns dorthin, damit wir zwischen Citta und Purusha (dem Selbst) oder Drashta (dem Seher) unterscheiden können. **So sprengen wir die Fesseln des Citta, der Sinne, des Denkens und Fühlens.** Sind wir einmal dort, fehlen uns oft die Worte, um zu beschreiben, was „mit uns passiert". Wissen drücken wir durch Worte aus. Sprache ist Vereinfachung, um Denken für unseren Geist fassbar zu machen. Sprengen wir unseren Geist, fehlen uns die Worte dafür.

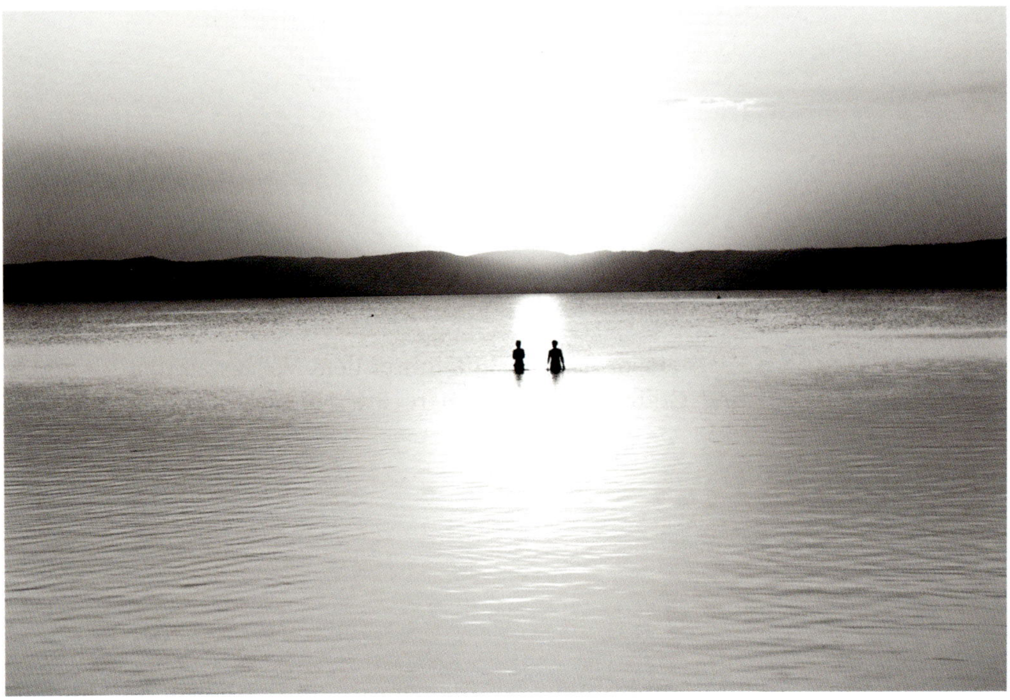

Die Freiheit

Das Ziel der Meditation ist es, bei sich selbst zu sein, frei zu werden. Frei sein heißt, Herr seiner selbst zu sein. Für viele Menschen bedeutet Freiheit, dass man frei herumreisen kann, seine Meinung frei äußern kann, ohne verfolgt zu werden, leben kann, wo man will und sein Leben nach den eigenen Zielen und Wünschen ausrichtet. So wie es beim Glück äußeres und inneres Glück gibt, gibt es bei der Freiheit **äußere und innere Freiheit.** Die äußere Freiheit ist von Bedingungen außerhalb der eigenen Person abhängig, die man selbst nicht im Griff hat. Innere Freiheit kann man auch erlangen, wenn man im Gefängnis sitzt.

Eine übliche westliche Interpretation des Freiheitsbegriffs ist, dass man tun und lassen kann, was man will. Auch das ist eine Verwechslung. Wenn man all das tut, was einem die eigenen Gedanken und Emotionen sagen, ist man nichts anderes als ein Sklave des eigenen Geistes, des Citta, und das Leben wird einen hin- und herwerfen und keinen Halt bieten. Man würde jedem Wunsch nacheifern, jeder Begierde nachlaufen und immer die unmittelbare Befriedigung anstreben. Gleich einer Sucht würde man immer mehr und mehr fordern, jedoch immer weniger empfinden und abstumpfen. Das ist wie beim Essen von Süßem. Wenn Sie sich erlauben, immer und ständig Süßes zu essen, wird Süßes bald nichts mehr besonderes sein, trotzdem müssen Sie weiterhin Süßes in sich hineinstopfen, weil Süßes eben Heißhunger auf Süßes macht. Schon steckt man in der Sucht und es gibt wohl nichts Unfreieres als die Sucht. Wenn man sich hingegen nur einmal pro Woche ein Stück Torte gönnt oder ein Eis, kann man sich schon die ganze Woche darauf freuen, und das Süße bleibt etwas Wertvolles.

Innere Freiheit ist das, was Sie hinter dem Vorhang Ihrer Gedanken und Gefühle finden. Innere Freiheit macht einen **weiten Herzraum, das Gefühl von Frieden, Stille und Unendlichkeit,** ein Zustand, den man in Dhyana und mehr noch in Samadhi erlebt.

Innere Freiheit löst sich von dem eigenen Ich, dem Ego, dem Festhalten und Anhaften, dem Nicht-Loslassen-Können und dem ständig Wünschen. Frei sein bedeutet, täglich über das eigene Leben selbst bestimmen zu können, ohne von Gefühlen oder Ablenkungen verleitet zu werden.

Freiheit bedeutet, sich ein Ziel vorzunehmen und ohne Ablenkung auf dieses zuzugehen. Im Leben ist es wichtig, Ziele zu haben. Doch es ist nicht wichtig, ob man diese je Ziele erreicht.

Der Yoga-Weg sagt: „Nimm dir viel Zeit, um über deine Ziele nachzudenken. Wäge alles ab. Sobald du dich jedoch für ein Ziel entschieden hast, gehe in seine Richtung mit aller Konsequenz, ohne Umschweife, über alle Hindernisse hinweg. Das wird dich stark machen. **Sobald du ein Ziel hast, lass das Ziel los.“**

In dieser Weise gehen Sie an die Meditation heran. Sie wissen, was das Ziel ist: die tiefe Versenkung, die tiefe Erkenntnis. Deshalb sitzen Sie ja da. Aber sobald Sie sitzen, lassen Sie das Ziel los und nehmen alles an, so wie es kommt. Viel Leid entsteht dadurch, dass wir krampfhaft an Zielen festhalten und wir erst dann zufrieden sind, wenn wir das Ziel erreicht haben. Doch was kommt dann? Das nächste Ziel, der nächste Berggipfel, die nächste noch besser bezahlte Anstellung, die nächste Beziehung? Der daoistische Spruch „Der Weg ist das Ziel“ bekommt eine andere Bedeutung, wenn Sie wirklich das Ziel loslassen und einfach genießen, dass Sie diesen wunderschönen Weg gehen dürfen. All dieses Gehen ist ja Ihre Lebenszeit und diese ist unendlich wertvoll. Also wozu Lebenszeit verschwenden, um irgendwann in der Zukunft eine kurze Befriedigung zu erleben, wenn Sie endlich Ihr Ziel erreicht haben. Das Leben spielt sich im Hier und Jetzt ab, in diesem Moment. Das lehrt Sie die Praxis der Achtsamkeit.

Der Yoga-Weg und der Weg des Buddha, die beide in die Freiheit führen, brauchen **Disziplin** und **Verzicht**. Beides wird gerne negativ ausgelegt. Doch Disziplin ist wichtig, um etwas wirklich täglich, ohne groß darüber nachdenken zu müssen, auszuführen. Disziplin verschafft Ihrem Alltag **Struktur** und diese ist wichtig, um sich festhalten zu können. Süchtige brauchen besonders viel Struktur, um nicht in die Leere ihrer Ziellosigkeit zu fallen. Struktur ist der tägliche Gang in die Arbeit, die drei Mahlzeiten am Tag, die Meditation, die tägliche körperliche Bewegung und tägliches Zähneputzen. Stellen Sie sich einfach vor, Sie putzen täglich nicht nur Ihre Zähne mit der Zahnbürste, sondern auch Ihre Seele mit Meditation und mit einem achtsamen Alltag sowie Ihren Körper mit Nahrung und Bewegung.

Verzicht bedeutet, das wegzulassen, was einen belastet, was einem vom eigenen Selbst wegbringt, was einem Leid verursacht. Es geht nicht darum, das wegzulassen, was einem Freude bereitet. Wenn man zum Beispiel die Anhaftung an einen neuen Sportwagen loslässt, braucht man auf einmal weniger Geld für das tägliche Leben, braucht man sich in der Arbeit nicht mehr zu stressen, um mehr Geld zu verdienen, und kann viel entspannter die freie Zeit verbringen. Wenn man das Verlangen, endlich eine Beziehung haben zu wollen, loslässt, löst sich die innere Angespanntheit und man wird wirklich frei für etwas Neues. „Wer loslässt, hat zwei Hände frei," sagt man in China. Die entscheidende Frage, wenn man sich überlegt, etwas aus seinem Alltag zu streichen, ist: „Macht mich das wirklich glücklich?" Wenn Sie diese Frage mit einem „Nein" beantworten, dann können Sie darauf verzichten und sich davon trennen. Das ist Askese im buddhistischen Sinne. Umso weniger auf Ihrem Weg in die Freiheit herumliegt, desto leichter wird es, ihn zu gehen, ohne zu stolpern ...

Freiheit bedeutet sicher nicht, nichts zu tun zu haben. „Mir ist langweilig!", ist dann ein typischer Satz eines Kindes. Diese Langeweile zu spüren und zu erleben, ist für Kinder wichtig, um aktiv kreativ zu werden, anstatt sich passiv von Bildschirmen berieseln zu lassen.

Freiheit bedeutet, im Leben das machen zu können, was einem zu 100 Prozent entspricht. Wenn man seine Begabungen in der täglichen Arbeit einbringen kann, seine Talente, Vorstellungen und Träume, stellt sich ein Gefühl von Glück und Freiheit ein.

Freiheit bedeutet, im gegenwärtigen Moment leben zu können. Die Praxis der Freiheit ist die Achtsamkeit. Wenn man durch eine Türe geht, geht man „nur" durch eine Türe. Wenn man isst, isst man und überlegt nicht, was man danach noch alles zu tun hat. Wenn man glücklich ist, nimmt man das Glück an und genießt es, ohne Angst zu haben, es wieder zu verlieren. Weder die Vergangenheit noch die Zukunft stören das Erleben des Moments. Man macht sich von belastenden Erinnerungen frei und hat keine Angst vor der Zukunft. Und das schafft man, indem man Vertrauen in sich und die Welt entwickelt ...

Übung 44: Freiheit

Wählen Sie das Thema „Freiheit“ als Gegenstand einer Meditation. Was bedeutet Freiheit für Sie selbst? Ist das eher eine äußere Freiheit oder eine innere Freiheit? Was können Sie tun, damit aus einer äußeren Freiheit eine innere Freiheit wird? Falls für Sie die unendliche Weite einer Landschaft „Freiheit“ bedeutet, stellen Sie sich diese vor. Atmen Sie seufzerartig ein und genießen Sie den Anblick. Atmen Sie langsam aus. Spüren Sie die Gefühle, die entstehen, wenn Sie die Weite der Landschaft betrachten. Nehmen Sie sich ein paar Minuten Zeit, um das Bild der Landschaft zu verinnerlichen. Nun lassen Sie das Bild los, bleiben aber in dem Gefühl, das es in Ihnen ausgelöst hat. Schieben Sie nun den Vorhang Ihres Geistes, bestehend aus all Ihren Gefühlen und Gedanken, zur Seite und betreten Sie die Freiheit dahinter. Bleiben Sie dort, solange Sie wollen. Dieser Ort ist immer für Sie da. Sie können ihn immer betreten, wenn Sie wollen. Beenden Sie die Meditation, indem Sie sich wieder auf Ihren Atem konzentrieren, die Augen weiten, den Raum um Sie herum betrachten, mit den Händen über das Gesicht streichen wie beim Waschen am Morgen. Senken Sie Ihre Hände in gefalteter Position und führen Sie sie vor Ihren Herzraum. Verbeugen Sie sich leicht als Dank für dieses wunderbare Erlebnis.

Shraddha, das Vertrauen

Shraddha ist das **tiefe Vertrauen oder Urvertrauen**. Wenn ein Baby zur Welt kommt, hat es dieses Urvertrauen, in die Welt, in seine Mutter. Je nachdem, was dann an schönen oder schrecklichen Dingen in seinem Leben passiert, wird dieses Vertrauen stärker oder schwächer. Wenn jemand kein Vertrauen in die Welt hat, hat er es meist in der Kindheit verloren und muss es erst wiederfinden.

Shraddha ist ganz wichtig, wenn man auf einem Weg unterwegs ist, egal auf welchem. **Nur wenn man das Vertrauen hat, dass einen der Weg an sein Ziel bringt, wird man ihn gehen.** Dann muss man sich noch zusammenreißen, aufstehen, Kraft und Anstrengung investieren, um den Weg zu gehen – das bezeichnet man als **Virja**. Ich muss mich dabei auch selbst immer wieder an mein Ziel erinnern – **Smrti** – um weiterzugehen, besonders, wenn der Weg mühsam ist. Daher ist die Ahnung, dass einen am Ende des Weges etwas Wunderbares erwartet, so wichtig.

Stellen Sie sich vor, Sie wollen einen Pilgerweg gehen. Es braucht eine Woche, um ans Ziel zu gelangen. Zuerst brauchen Sie das Vertrauen, dass Sie es schaffen können. Sie sind stark genug. Dann haben Sie Ihren Körper gut vorbereitet und sind auch bereit, sich wirklich täglich anzustrengen, was vor allem schwierig ist, wenn es dann jeden Morgen regnet. Zusätzlich ist es besonders wichtig, dass Sie sich daran erinnern, dass Sie diesen Weg ja immer schon gehen wollten und es jetzt tun werden. Schließlich ist die Vorfreude auf das Erreichen des gesteckten Ziels, auf die Messfeier und das Festessen danach auch sehr wichtig.

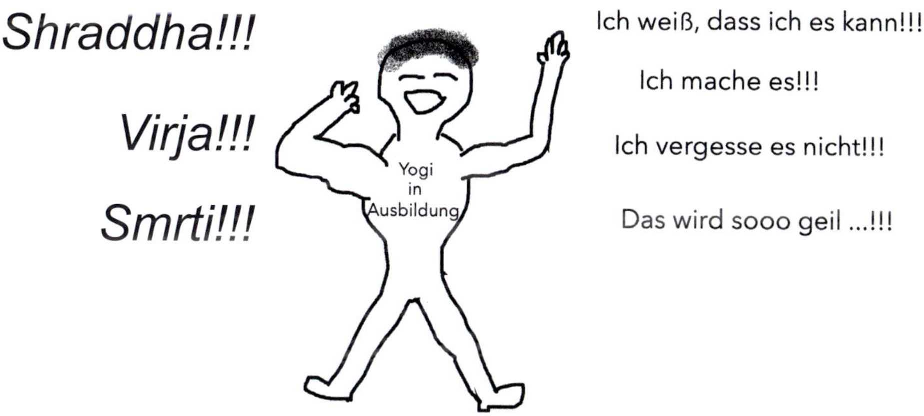
Shraddha!!!
Virja!!!
Smrti!!!
Yogi in Ausbildung
Ich weiß, dass ich es kann!!!
Ich mache es!!!
Ich vergesse es nicht!!!
Das wird sooo geil ...!!!

Shraddha, das Vertrauen, ist oft genau das, was uns hier im Westen fehlt. Weil wir der Welt nicht vertrauen, weil wir uns nicht vertrauen, entstehen Ängste, die uns unsere Freiheit rauben. Wer Angst hat, wird von der Angst dominiert. Es ist dann viel besser, sich nicht gut zuzureden und zu sagen: „Ich habe keine Angst!“, sondern lieber zu sagen: „Ich vertraue“. Wenn die Angst kommt, kehren Sie Ihren Blick nach innen und sagen sich vor: „Ich vertraue, dass alles gut ist.“

Positive Affirmationen, also kurze, positiv formulierte Sätze, die leicht zu merken sind und die man immer „bei der Hand" hat, können helfen, die negativen Stimmen in einem selbst zum Schweigen zu bringen. Die negativen inneren Stimmen, die meist nicht die eigenen sind, sondern zum Beispiel die der Mutter oder die des Vaters aus der Kindheit, halten uns gefangen und möchten unser Verhalten in eine bestimmte Richtung lenken. Solche Sätze, die einem im Kopf herumschwirren und sich oft zu den unmöglichsten Zeiten den Weg in unser Bewusstsein bahnen, sind zum Beispiel folgende: „Das schaffst du nie!" – „Tu das nicht, das ist gefährlich!" – „Du wirst sicher gleich rot im Gesicht!" – „Das bringt doch nichts!" Diesen stellen wir dann sofort unsere Affirmationen entgegen: „Ich schaffe das!" – „Ich kann die Gefahr gut abschätzen!" – „Es ist doch gar nicht schlimm, rot zu werden" oder eben „Ich habe Vertrauen in mich!". **Mantras** sind nichts anderes als positive Affirmationen. Mantra bedeutet wörtlich: „Das, was den beschützt, der es erhalten hat." Mantras sind traditionell Worte oder Silben aus dem Sanskrit, die oft ihre heilende Wirkung alleine schon durch den Klang und das Singen derselben hervorbringen. Ebenso können Gebete positive Affirmationen sein. Wenn Sie sich Affirmationen oder Mantras auswählen, zählt einzig und allein, dass diese Sie wirklich ansprechen, Ihnen guttun und Sie von Ihren trüben Gedanken und negativen Gefühlen wegbringen. Als Beispiel möge die folgende Meditation dienen.

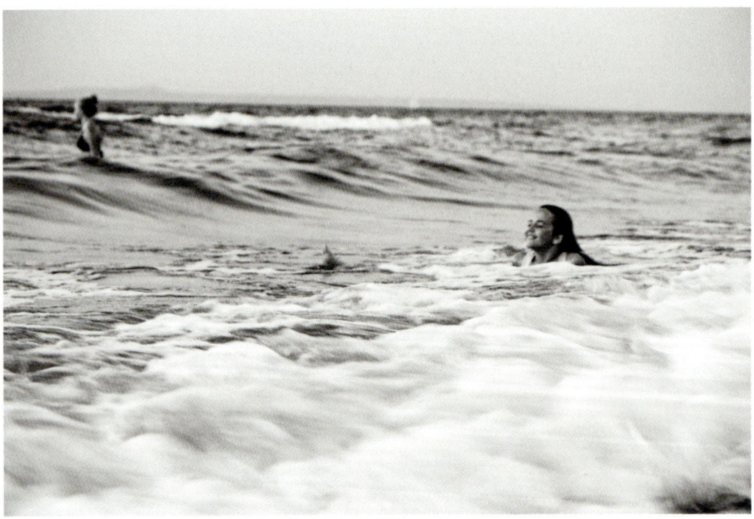

Übung 45: Shraddha

Nehmen Sie sich bitte Zeit für eine Meditation, idealerweise an Ihrem sicheren Ort. Gerade wenn Angst eines Ihrer Themen ist, kann Ihnen diese Meditation Gutes tun. Kommen Sie in einen bequemen, aufrechten Sitz, richten Sie sich gut ein, sodass nichts drückt oder wehtut. Legen Sie die Hände auf Ihre Knie oder verschränken Sie sie ineinander. Konzentrieren Sie sich auf Ihren Atem, beobachten Sie, wie er ein- und ausströmt. Nehmen Sie sich Zeit für diese Beobachtung. Richten Sie Ihren Blick nach innen. Stellen Sie sich nun Ihren Herzraum vor, hinter Ihrem Brustbein, ein Platz voller Leben, Freude und Glück. Hier stellen wir alles hinein, was uns am Herzen liegt, was uns glücklich macht. Erinnerungen, Bilder, Gefühle, Gedanken, Träume und Visionen. Schauen Sie in Ruhe in den Herzraum hinein. Gibt es hier schon ein paar schöne Bilder, ein paar wunderbare Erinnerungen? Heute werden wir Shraddha, das Vertrauen, im Herzen verankern. Gehen Sie in Ihren Gedanken zurück in Ihre Kindheit. Stellen Sie sich Ihre Mutter, eine liebevolle, warmherzige Frau vor. Sie strahlt Sie an und hält Sie ganz fest an sich gedrückt. Vielleicht sind Sie in der Erinnerung noch ein Kleinkind und liegen im Schoß Ihrer Mutter, vielleicht sind Sie aber auch ein Säugling und nähren sich an der Brust der Mutter. Vielleicht sind Sie aber auch schon größer, laufen schon herum und immer, wenn Sie Ihre Mutter sehen, laufen Sie auf diese zu und sie umarmt Sie ganz fest. In der Erinnerung haben Sie ein ganz tiefes Vertrauen, dass alles gut ist, Ihnen nichts passieren kann, dass Sie beschützt und behütet sind und Ihre Mutter immer für Sie da ist. Spüren Sie die Umarmung und die Wärme Ihrer Mutter, ihre Nähe und ihre große Kraft. Nehmen Sie sich genügend Zeit, um dieses Gefühl zu spüren und zu verinnerlichen. Benennen Sie dieses Gefühl mit „Shraddha“, dem Vertrauen, und stellen Sie es unter diesem Namen in Ihren Herzraum. Ab sofort brauchen Sie nur noch „Shraddha“ zu rufen und haben sofort eine Direktverbindung mit der Stelle in Ihrem Herzen. Nun rezitieren Sie noch ein altes, traditionelles Mantra, welches Shraddha verherrlicht: „Om shraddha yei namaha“ – „Ich verneige mich vor Shraddha, dem Urvertrauen“. Sie können das Mantra im Geist rezitieren, laut aussprechen oder singen, so lange und so oft Sie wollen. Dieses Mantra soll Sie begleiten

Fortsetzung auf der nächsten Seite

Hier geht es weiter

und Ihnen von nun an das Gefühl vermitteln, beschützt und behütet, angenommen und geliebt zu sein. Beenden Sie die Meditation, indem Sie tief ein- und ausatmen, die Augen weit öffnen, den Raum, in dem Sie sitzen, betrachten, Ihr Gesicht mit Ihren Handflächen waschen sowie die Hände zu einer Gebetshaltung falten und vor den Herzraum bringen. Spüren Sie noch einmal hin, welch wertvolles Geschenk Sie nun in Ihrem Herzraum haben. Verbeugen Sie sich leicht als Ausdruck der Dankbarkeit für diese wunderbaren Momente.

Das Leid verwandeln

Manche von uns leiden an schweren Krankheiten, Schicksalsschlägen, den Folgen einer Umweltkatastrophe oder am Tod eines geliebten Menschen. Viele von uns fragen: „Warum ich?“ – „Warum muss das ausgerechnet mir passieren?“ – „Hätte man ihn nicht noch retten können?“ Wir hadern mit dem Schicksal, wir hinterfragen unseren Glauben („Wie kann Gott das zulassen?“) und werden wütend auf ihn, andere Menschen, die behandelnden Ärzte und auf die ganze Welt. Das Leid führt zu weiterem Leid. Doch Leben bedeutet nun einmal, dass man stirbt und das meist nicht gesund. Denken Sie an die Geschichte meines Asthmas. Im Moment des Erstickens habe ich meine Krankheit verflucht. Doch wie viel Wunderbares hat sie hervorgebracht? Wie vielen Menschen hat mein Asthma geholfen? Ohne mein Asthma hätte ich nicht Medizin studiert, wäre ich nicht Arzt geworden, hätte ich nicht meine Empathie für leidende Menschen entwickelt, hätte keine Praxis eröffnet und auch keine Bücher geschrieben. Fast täglich bekommen wir Zuschriften und E-Mails von Menschen aus aller Welt, die sich für meine Bücher bedanken und für das Positive, das sie in ihrem Leben bewirkt haben. Fast täglich wenden sich Menschen an uns auf der Suche nach einem Weg aus ihrem Leid. Auch wenn wir nur einen Bruchteil von ihnen persönlich in unserer Arztpraxis betreuen können, so können wir ihnen doch Hilfe vermitteln und sie an die richtigen Stellen verweisen. Fast täglich empfinde ich eine unendliche Dankbarkeit dafür, das Leid auf dieser Welt ein bisschen kleiner machen zu können, und das nur, weil ich als Kind keine Luft bekommen habe …

Wenn wir leiden, sehen wir einzig und allein unser Leid und wir können uns oft gar nicht vorstellen, dass es je wieder endet. Wenn jemand Schmerzen hat, ist der Geist dieses Menschen so fest in dem Schmerz verankert, dass die eigene Freiheit in weite Ferne gerückt erscheint. Oft braucht es dann einen geänderten Blickwinkel. Denken Sie einmal an all die Menschen, die Sie aufgrund ihrer Erkrankung kennenlernen durften, die sich aufgeopfert haben und die Sie mit ihrem fröhlichen Wesen „befreien" wollten.

Das Leid wird weniger, wenn man es annimmt, den Blickwinkel ändert und wenn man das Leben bewusst sieht, das man vor diesem Leid haben durfte. Denn das Leid hilft uns oft, den Wert des Lebens und jedes einzelnen Moments zu erkennen. Die uns verbleibende Zeit ist beschränkt, aber das ist ja bei uns allen so, nur dass wir uns dessen nicht bewusst sind und diese Tatsache oft im Trubel des Alltags erfolgreich verdrängen.

Nehmen Sie das Leid an und seien Sie dankbar für jeden einzelnen Moment, den Sie bisher haben durften und der noch kommt. Hadern Sie nicht mit dem Schicksal, suchen Sie die Schuld nicht bei sich oder anderen. Es gibt keine Schuld, nur ein Annehmen. „Ja, aber warum?" Diese Frage bringt nichts außer neues Leid. Entwickeln Sie Dankbarkeit für das, was Ihnen geschenkt wurde. Dass alles irgendwann endet, macht es noch viel, viel wertvoller …

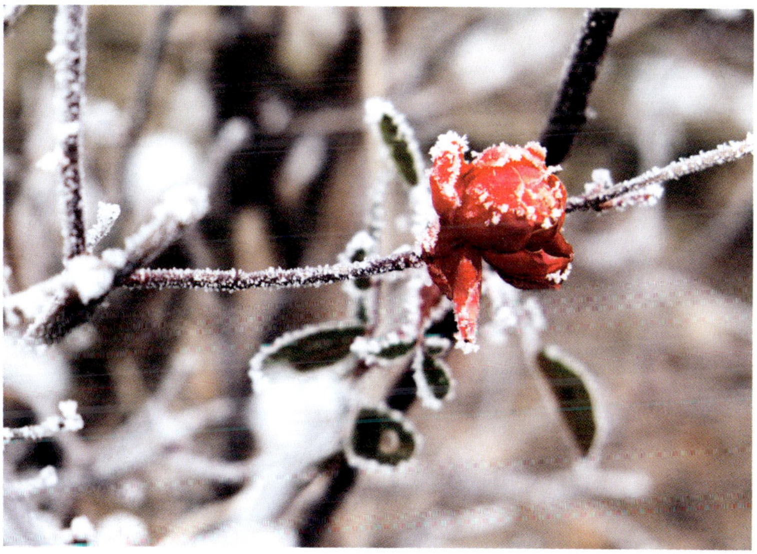

Übung 46: Das Leid verwandeln

Nehmen Sie sich bitte Zeit für eine Meditation zu diesem Thema. Begeben Sie sich an Ihren sicheren Ort, nehmen Sie eine bequeme, aufrechte Sitzhaltung ein und kommen Sie in Ruhe in sich an. Der Atem hilft, um den Moment zu erleben. Genau jetzt atmen Sie ein und spüren Sie, wie die Luft Energie in Ihren Körper bringt. Jetzt atmen Sie aus, lassen Sie die Luft wieder los, ohne Wehmut, denn bis zum nächsten Atemzug dauert es nicht mehr lange. Der Atem hilft uns, genau jetzt anzukommen, und er erinnert uns an unser Leben, an unsere Vergänglichkeit. Die Einatmung zeigt das Wachsen und Großwerden im Leben, die Ausatmung zeigt das Kleinerwerden, Loslassen und Verschwinden. Werden Sie sich bei jedem Atemzug Ihres eigenen Lebens bewusst, wie es wächst, seinen Höhepunkt erreicht und dann ganz sanft verschwindet. Das ist die Natur der Dinge. Das ist ganz normal. Wenn Sie gut in Ihrem Körper angekommen sind, stellen Sie sich Ihr Leid, Ihre Krankheit vor. Was macht sie mit Ihnen? Haben Sie Gefühle wie Wut, Trauer oder Angst? Nehmen Sie diese Gefühle mit jeder Einatmung auf und lassen Sie sie mit der Ausatmung kleiner werden und verschwinden. Wie denken Sie über Ihre Krankheit? „Warum gerade ich?“ – „Hätte ich doch ...!“ Nehmen Sie jeden dieser Gedanken mit einer Einatmung auf und lassen Sie ihn mit einer Ausatmung verschwinden. Nehmen Sie sich ein paar Minuten Zeit, um das in Ruhe zu erleben. Denken Sie nun an all das Positive, das Sie erleben durften durch Ihre Krankheit: all die Menschen, die auf einmal da waren, all die neuen Begegnungen, die neuen Erlebnisse, das Gefühl der Hoffnung, das Wertschätzen jedes einzelnen Moments. Nehmen Sie nun all dieses Positive und stellen Sie sich Ihre Mutter vor, wie sie Sie als Kind anlächelt und fest in den Arm nimmt. Spüren Sie, wie auf einmal alles gut wird, alles gut ist. Spüren Sie die Liebe, die von Ihrer Mutter ausgeht, die hier stellvertretend steht für all die Liebe, die Ihnen widerfahren ist. Spüren Sie, wie Ihre Mutter Sie festhält, sodass Sie sich fallen lassen können. Vertrauen Sie, dass Ihre Mutter Sie hält! Spüren Sie die Dankbarkeit, die sich in Ihrem Herzen breit macht. Lassen Sie das Gefühl von Liebe und Dankbarkeit all Ihren Schmerz und all Ihr Leid vertreiben. Mit der

Ausatmung verlassen Schmerz und Leid Ihren Körper. Doch die Liebe und die Dankbarkeit bleiben in Ihrem Herzen ...

Beenden Sie die Meditation, indem Sie Ihre Atmung vertiefen, Ihre Augen weit öffnen und den Raum um sich herum wahrnehmen. Reiben Sie Ihr Gesicht mit den Handflächen, falten Sie die Hände und bringen Sie sie vor Ihren Herzraum, wo nun noch mehr wertvolle Schätze ruhen. Machen Sie eine kleine Verbeugung als Zeichen der Wertschätzung und Dankbarkeit für Ihren Weg.

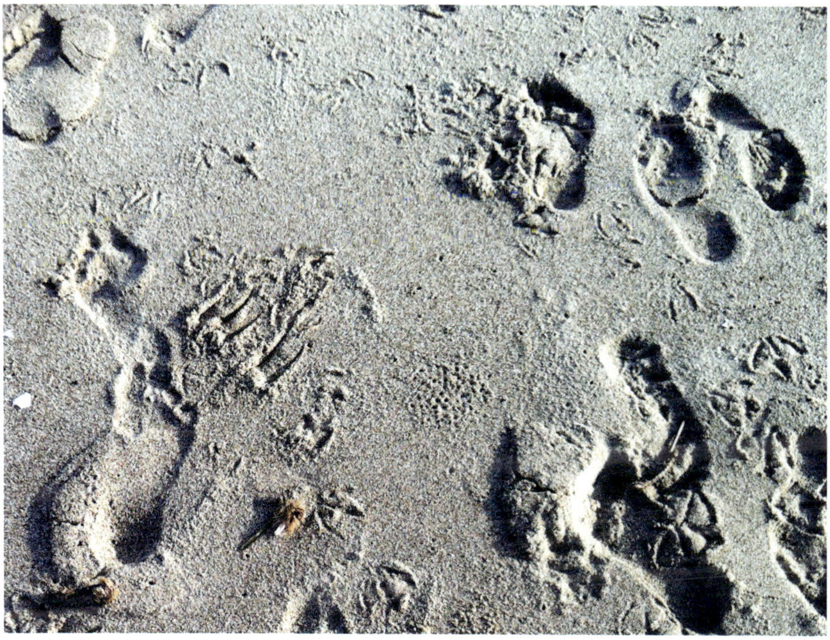

Demut und Dankbarkeit

Demut und Dankbarkeit sind Werte, die zunehmend aus unserer modernen Welt verschwinden. Wie oft rasen wir durch unseren Alltag und nehmen wie selbstverständlich alles, was wir kriegen können? Wie oft fordern wir immer mehr, obwohl wir sowieso schon zu viel von allem haben? Wie oft hat uns die Gier im Griff, der Hochmut, der Stolz, der Egoismus oder die Selbstdarstellung? Stolz und Hochmut verhindern jedoch die persönliche Entwicklung. Wer glaubt, alles zu wissen oder alles zu können, kann nichts lernen, kann sich nicht weiterentwickeln. Wer lernen möchte, muss zunächst erkennen, dass er nichts weiß. Darum sollte man im Leben immer ein Schüler, eine Studentin sein. **Demut** ist **ein Gefäß, das man ein Leben lang füllen kann**. Hochmut ist ein Gefäß, das vollgefüllt ist und nicht mehr bewegt werden kann, ohne davon auszuschütten. Demut wird in unserer Gesellschaft gern mit Schwäche verwechselt: „Jemand, der sich klein macht, muss tatsächlich klein sein, hat kein Selbstvertrauen und kein Rückgrat." Ein demütiger Mensch geht unbefangen an Dinge heran und kann nur gewinnen. Er nimmt nichts für selbstverständlich. Wenn er etwas bekommt, fühlt er sich reich beschenkt. Der hochmütige Mensch ist in seinem Ich gefangen. Die Brille des Citta ist dann derartig beschlagen, dass ein klarer Blick auf die Welt unmöglich ist. Hochmütige Menschen können eigentlich nur enttäuscht werden, da ihr Blick auf die Welt völlig irreal ist.

Demut als innere Haltung hat vor allem das Wohlergehen der anderen im Blick. Demut sieht die Welt mit offenen Augen, erkennt, wo Hilfe notwendig ist.

Demut vor dem Leben bedeutet, das Leben wertschätzen zu können, dessen Ressourcen nicht zu verschwenden und eine tiefe Dankbarkeit dafür zu empfinden, am Leben zu sein.

Übung 47: Demut und Dankbarkeit

Nehmen Sie sich Zeit, um über dieses Thema in Ruhe nachzudenken oder zu meditieren. Wie bei jeder Übung machen Sie Notizen über Ihre Gedanken und Erfahrungen in Ihrem Glücks-Tagebuch.

Stellen Sie sich einmal das gesamte Wissen der Welt vor, all das, was wir bereits wissen und all das, was noch verborgen ist. Wie viel davon wissen Sie? Halten Sie sich einmal die Unendlichkeit des Universums vor Augen. Stellen Sie sich die Größe unserer Erde vor und die Zahl aller Menschen, die darauf leben. Wie groß sind Sie im Vergleich?

Stellen Sie sich einmal vor, was Ihr Körper in diesem Moment alles leistet: Den gesamten Stoffwechsel mit der Zerlegung Ihrer Nahrung, den Transport aller Nährstoffe zu den 10^{14} (100 Billionen, also eine Eins mit vierzehn Nullen!) Zellen in Ihrem Körper sowie die Energiegewinnung mit Hilfe des Sauerstoffs aus den Nährstoffen in jeder einzelnen Zelle. Stellen Sie sich die Leistung Ihrer Organe vor: Ihres Gehirns, das wirklich alles im Körper unter Kontrolle hat, wie den Herzschlag, die Atmung, die Ausscheidung der Niere, die Entgiftung der Leber; Ihres Knochenmarks, das all die Blutzellen gerade in diesem Moment produziert; Ihres Immunsystems, das Sie in jedem einzelnen Moment Ihres Lebens von innen und außen beschützt. Was von all dem haben Sie selbst im Griff?

Empfinden Sie Demut in Anbetracht all dieser Größe und Ihrer Kleinheit. Was muss alles im Universum funktionieren, damit Sie in diesem Moment leben können, atmen können, denken können, dieses Buch lesen können? Spüren Sie Dankbarkeit für Ihr Leben und Demut dafür, dass es möglich ist. Wenn man bedenkt, dass es Sie ohne den Urknall vor Milliarden von Jahren und durch Milliarden verschiedener Schritte der Evolution heute nicht geben würde, muss man da nicht von einem Wunder sprechen? Spüren Sie dieses Wunder, erleben Sie Dankbarkeit dafür, empfinden Sie Demut, dass ausgerechnet Ihnen das alles zuteilwird, und setzen Sie diese Emotionen in Ihren Herzraum …

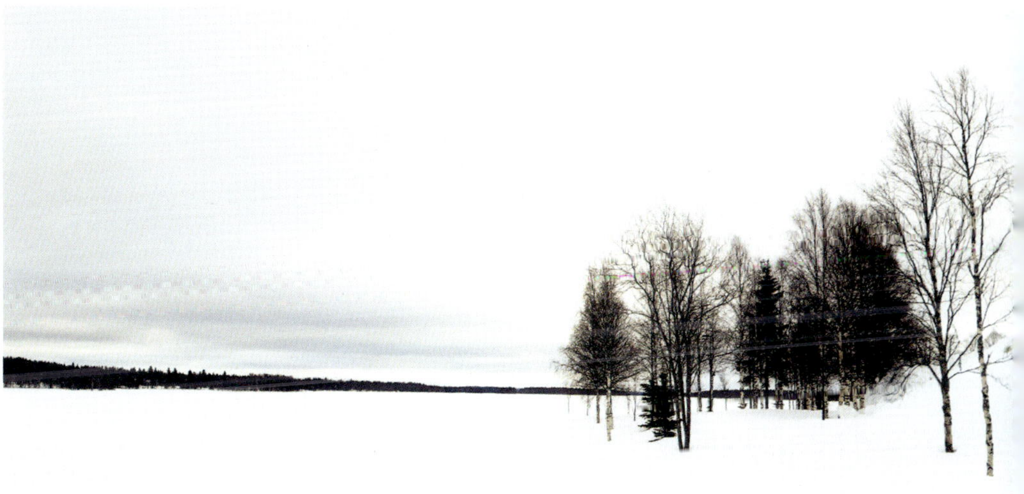

Angekommen

„Angekommen“ ist wohl die Quintessenz, der Inbegriff von Glück. Wer sagen kann, dass er angekommen ist, braucht kein Ziel mehr, muss nicht nach einem neuen Ziel suchen, muss nicht hadern mit dem Leben und nicht anhaften an Unwesentlichem, muss auch nicht begehren, sondern kann sich vom Verlangen verabschieden. Wer sagen kann, dass er angekommen ist, im Leben, im Herzraum, im Selbst, das sich hinter dem Vorhang aus Gefühlen und Gedanken befindet, dessen Glück hat sich erfüllt. Das strahlt er als tiefe Ruhe, Frieden und Zufriedenheit aus. Wer angekommen ist, kann gehen und dabei jeden Schritt genießen, meditieren sowie einfach das Sitzen genießen und begegnet Menschen in Offenheit und Freude, Liebe und Respekt. Wer angekommen ist, muss sich nicht mehr verbiegen, um irgendwo hineinzupassen, braucht nicht zu lügen und muss sich nicht verstellen, braucht keine Maske und hat keine Angst.

Wer in seiner Mitte angekommen ist, spürt sich und seine Bedürfnisse, hört auf die inneren Stimmen des Körpers und der Seele, weist anderen den Weg in ihre Mitte.

Angekommen. Danke.

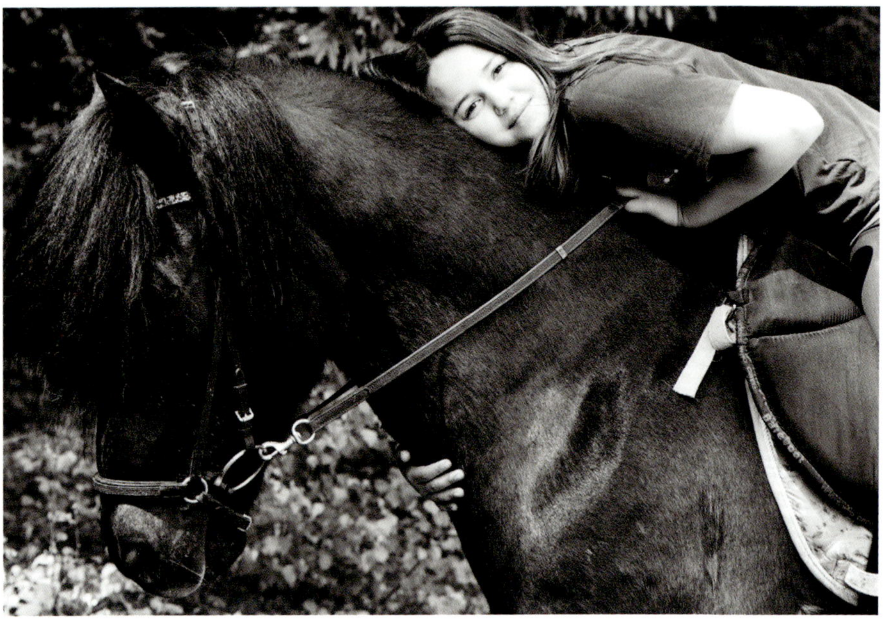

Übung 48: Angekommen

Nehmen Sie sich Zeit für diesen letzten Meditations-Vorschlag an Ihrem sicheren Ort. Von nun an, können Sie Meditationen wiederholen oder Sie finden bereits Ihre eigenen Themen, Ihre eigene tägliche Meditations-Praxis.

Setzen Sie sich aufrecht hin, richten Sie den Blick nach vorne. Richten Sie sich aus auf Ihre Atmung und nehmen Sie sich Zeit für diese. Kommen Sie in Ihrem Körper an. Stellen Sie sich nun bildhaft vor, wie Sie den Vorhang aus Gedanken und Gefühlen zur Seite schieben. Erleben Sie den Frieden, die Weite, die Stille und die Zeitlosigkeit, die dort herrschen. Treten Sie in diesen Raum aus reinem, weißem Licht ein. Haben sie keine Angst, Sie müssen sich nicht festhalten. Sie können nicht fallen. Hier ist nichts und alles, Sie und jeder, jetzt und immer, pures Sein. Sie sind angekommen. Sie sind angekommen. Sie sind angekommen ...

Wenn es Zeit ist, in die Realität zurückzukehren, gehen Sie zurück zum Vorhang, ziehen ihn ein wenig zu, aber lassen Sie ihn noch so weit offen, dass Sie noch immer in diesen friedlichen Raum sehen können.

Sie wissen: „Ich kann jederzeit hierher zurückkehren. Diesen Platz gibt es immer und hat es immer gegeben. Dort bin ich angekommen. Dort herrscht ewiger Friede, ewige Freiheit, ewiges Glück. Und egal, wie es gerade in meinem Leben stürmt und wie sehr mein Körper oder meine Seele leiden, hierhin gelangen weder Sturm noch Leid!“

Beenden Sie die Meditation und kommen Sie wieder in Ihrem Körper an. Intensivieren Sie dazu Ihre Atmung und bringen Sie Bewegung in Ihren Körper. Reiben Sie sich mit Ihren Handflächen sanft das Gesicht. Bringen Sie nun die gefalteten Hände vor Ihren Herzraum und lassen Sie das Erlebte allen fühlenden Wesen zuteilwerden. Drücken Sie mit einer Verbeugung Ihre Demut und Ihren Dank aus.

Kräuter

Lieb-sein-zur-Mitte

Fünf Elemente Feuer

Herz-Blut Niere

Qi

Schlaf Shen

Yin Yang

TCM

DIE TRADITIONELLE CHINESISCHE MEDIZIN

Dem Glück kann man sich auch auf eine ganz andere Art und Weise nähern: Die Traditionelle Chinesische Medizin (TCM) strebt hier nach der Harmonie mit der Natur, der Natur in uns und der Natur um uns. Sie tut dies zum Beispiel mit unserer täglichen Lebensführung, der Ernährung und chinesischen Kräutern.

Freilebende Tiere leben in Harmonie mit der Natur – der Natur um sie herum und ihrer eigenen Natur. Ihre Instinkte und Gefühle sind im Gleichgewicht. Werden diese geweckt, dann geschieht dies plötzlich und in hoher Intensität. Fluchttiere wie Antilopen oder Zebras laufen vor dem angreifenden Löwen davon. Stresshormone peitschen den Körper auf und lassen Gefühle wie Angst in die Höhe schießen, damit das Tier in einer gefährlichen Situation auch wirklich immer davonläuft. Sobald es dann außer Gefahr ist, verschwinden die Stresshormone wieder, Antilopen und Zebras beginnen wieder zu grasen und sich zu regenerieren. Zur Paarungszeit wiederum helfen Gefühle, sich gegenüber dem Rivalen durchzusetzen und sich zu vermehren. Und das Gefühl der Liebe bringt das Muttertier dazu, sich um das Junge zu kümmern.

Stimmt etwas im Körper eines Tieres nicht, wird es intuitiv Handlungen setzen, die den Körper wieder ins Gleichgewicht bringen, damit sich das Tier wieder wohlfühlt. Herrscht zu viel Wind, wird ein Wildtier aus dem Wind gehen und weiterziehen. Herrscht zu viel Kälte oder Hitze, wird ein Wildtier sich daran anpassen. Wenn die Anpassung nicht ausreicht, wird es intuitiv weiterziehen, wie Zugvögel, die in den Süden ziehen.

Geht das Leben eines Wildtieres zu Ende, nimmt es den Tod an und zieht sich zurück aus der Herde, um diese nicht zu gefährden. Es frisst dann weniger, um den anderen nichts wegzufressen, wird immer schmächtiger und geht schließlich in den Kreislauf der Natur über. Der Körper eines verstorbenen Tieres ist Lebensgrundlage für viele andere Lebewesen. Nichts wird verschwendet in der Natur. Was uns oft grausam erscheint – das „Fressen-und-gefressen-Werden" –, ist eines der Gesetze der Natur. Die Natur braucht sie alle, all die Pflanzen und all die Tiere, weil sie Teil komplexer Kreisläufe sind.

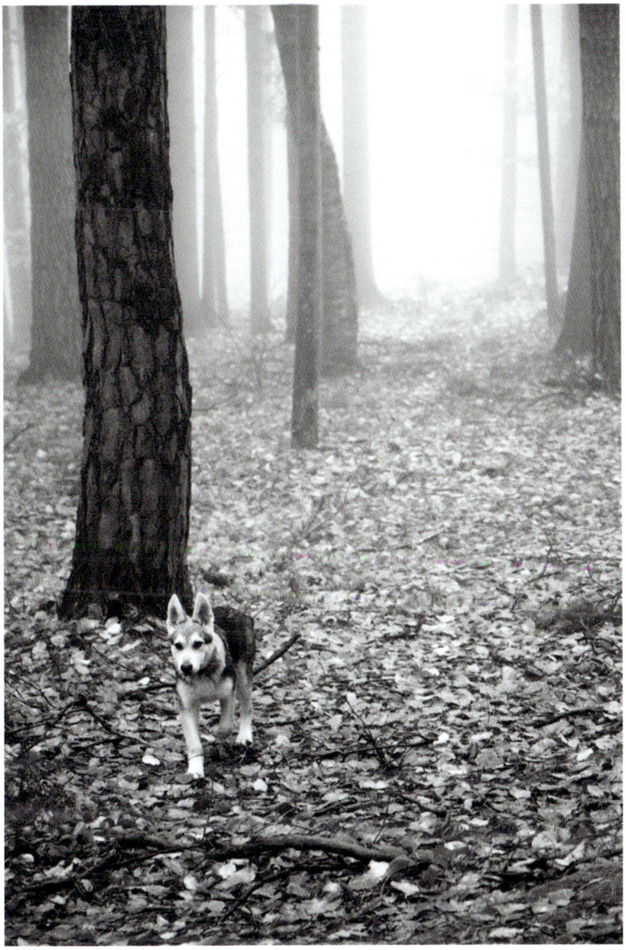

In China hat man in alten Zeiten die Natur beobachtet, die unmittelbare Natur der Erde und die Natur der Sterne mit ihren Gesetzmäßigkeiten, um zu verstehen, wie die Natur des Menschen funktioniert. In der Chinesischen Medizin kam man zu der Einsicht, dass das, was sich in der Natur abspielt, auch in uns selbst passiert. Die Natur in uns ist Teil der Natur um uns. Damit wir gesund sind, muss auch die Natur um uns herum gesund sein. Es gibt ein **universelles Gesetz**, das **Dao**, und dieses gilt überall im Universum. Alles funktioniert somit nach den Regeln des Dao. Die Menschen im alten China wussten und lebten sie. Das zu erkennen, wäre die Aufgabe der Menschen heute. Ohne unsere Natur, die wir gerade im Begriff sind, unwiderruflich zu zerstören, verliert der Mensch seine Mitte. Der Mensch und alle Lebewesen unseres Planeten können nur dann weiterleben, wenn wir unsere Natur, unseren Nährboden, schützen. Sonst ist Gesundheit in Körper und Geist nicht mehr möglich. Gesund zu sein und zu werden bedeutet, die **Natur in und um uns zu schützen** und zu bewahren. Dafür gibt es klare Regeln. Diese sind der Weg, das Dao. Wenn wir verstehen, wie alles zusammenhängt, verstehen wir auch, wie der menschliche Körper funktioniert.

Das Prinzip des **Dao** für die **Erhaltung der körperlichen und seelischen Gesundheit** ist, das Maß zu halten. Die Energie, als **Qi** bezeichnet, soll im Körper **gut fließen** und dafür sind **regelmäßige, maßvolle Bewegung, bewusste Atmung** und auch Massagen zielführend. Maßvoll essen, sich nicht überanstrengen, immer zur gleichen Zeit aufstehen und wieder zu Bett gehen, keine übermäßige Aufregung, weder körperlich noch psychisch. Das Dao leben bedeutet, wie ein Tier zu leben und sich nach dem Sonnenlicht zu orientieren. Wenn es dunkel ist, soll der Mensch ruhen, wenn es hell ist, soll er aktiv sein. So wie ein Tier seine Position in der Natur annimmt und lebt, so soll der Mensch die ihm naturgemäß gegebene Position annehmen und leben. Zufrieden mit dem sein, was man hat und tut, das ist der Schlüssel. Nichts Unrealistisches erwarten und wünschen, ein reines Gewissen haben, keine Angst haben, dafür aber Mitgefühl und Gerechtigkeitssinn für alle Menschen. Die Zufriedenheit ist die Basis! Dann wird alles ruhig im Körper und das Qi kann fließen. Die Belohnung für diese Lebensweise ist ein langes Leben.

Das Leben im Einklang mit den vier Jahreszeiten wird traditionell mittels **Yin und Yang** dargestellt, wobei Yin der Substanz entspricht, welche eine Pflanze im Winter in den Wurzeln speichert, um zu überleben. Im Frühling, unter Einwirkung des Yang der Sonne, kann Yin dann auf der Erde wachsen. Im Sommer überwiegt Yang, die Hitze. Im Herbst beginnt dann wieder die Einspeicherung des Yin unter der Erde. Der Weise lebt in Einklang mit der Natur: Im Frühling ist am meisten Yang, Energie, da. Diese kann man verwenden, um für das ganze Jahr zu planen und aktiv zu sein. Im Sommer sollte man in der Hitze wenig tun und damit sein Yin aufsparen und nachts gut schlafen, um das Yin des Körpers zu regenerieren. Im Herbst sollte man für den Winter vorplanen, die Ernte einholen, Reserven anlegen und Feuerholz einlagern. Im Winter stehen Ruhe, Rückzug und langer Schlaf im Vordergrund, um mit den Reserven des Körpers gut über die kalte Jahreszeit zu kommen. Der Körper ist eine Widerspiegelung der Natur. Yin und Yang sollen immer im Gleichgewicht sein.

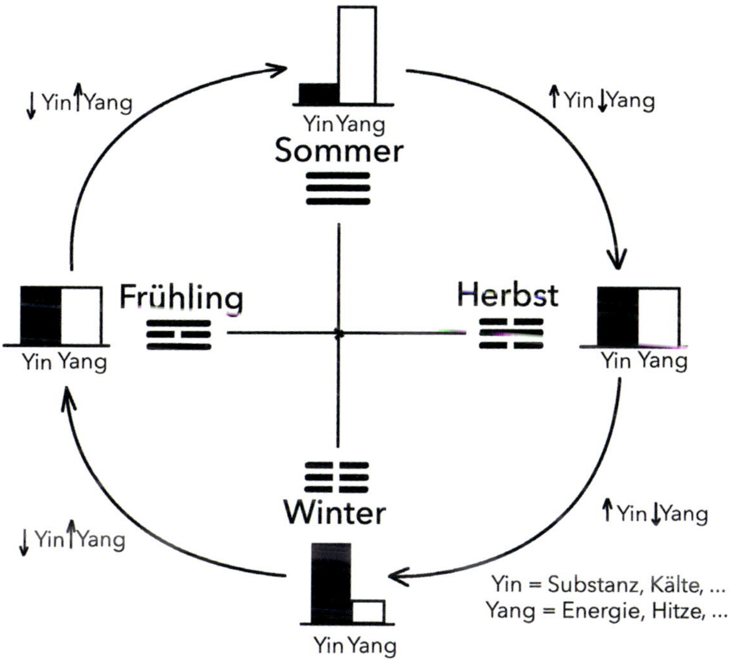

Die alte Lehre des Yin und Yang wurde durch die indische Vorstellung der fünf Elemente erweitert. Die **fünf Wandlungsphasen** (chinesisch „wu xing") werden zyklisch angeordnet dargestellt, wobei jede Wandungsphase im Uhrzeigersinn in die jeweils nächste übergeht.

Von nun an wird alles, also die Jahreszeiten, der Tag, alle Veränderungen in der Natur, Farben, die Geschmäcker und schließlich auch der gesamte Mensch nicht mehr nur Yin und Yang, sondern auch diesen fünf Wandungsphasen zugeordnet.

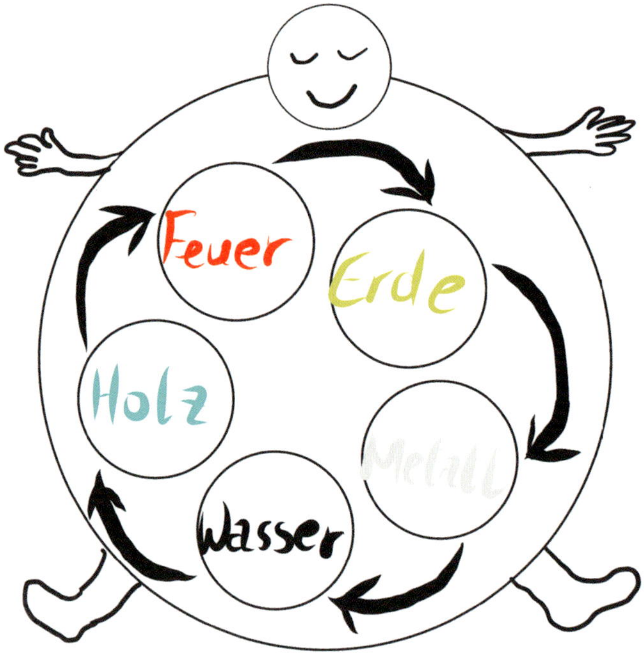

Jede Wandlungsphase hat ihre sogenannten Voll- und Hohlorgane. So hat das Element Holz sein Vollorgan Leber und sein Hohlorgan Gallenblase, das Element Feuer sein Vollorgan Herz und sein Hohlorgan Dünndarm, das Element Erde sein Vollorgan Milz und sein Hohlorgan Magen, das Element Metall sein Vollorgan Lunge und sein Hohlorgan Dickdarm und das Element Wasser sein Vollorgan Niere und sein Hohlorgan Blase. Jede Wandlungsphase hat auch ihre eigene Seele, ihren eigenen Geist, und jede dieser Seelen oder Geister drückt verschiedene Emotionen im Körper aus. Die Chinesische Medizin sagt: „In jedem Vollorgan wohnt ein Geist." **Im Herzen lebt somit der Geist Shen, in der Milz, der „Mitte", der Geist Yi, in der Lunge der Geist Po, in der Niere der Geist Zhi und in der Leber der Geist Hun.** Dabei gilt der Geist des Herzens als „Chef aller Geister". Shen ist einerseits der Name des Geistes des Herzens, andererseits ist Shen auch der Oberbegriff, der alle fünf Geister umfasst.

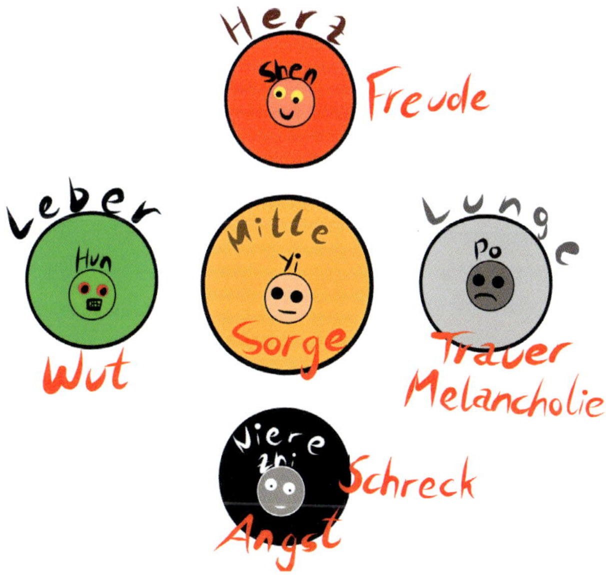

Jedem dieser Geister sind eine oder mehrere Emotionen zugeordnet. „Geist“ hat dabei nichts mit etwas Spirituellem zu tun, sondern ist einfach das nicht-materielle Geistige eines Organs. Um sich gesund und glücklich zu fühlen, braucht man eine gute **Mitte**, welche unserem Verdauungsapparat und unserem Stoffwechsel entspricht, gute **Reserven**, die man chinesisch **Jing** nennt und die in den Nieren gespeichert werden, um für Notzeiten gewappnet zu sein, und einen strahlenden **Geist des Herzens**, den **Shen**.

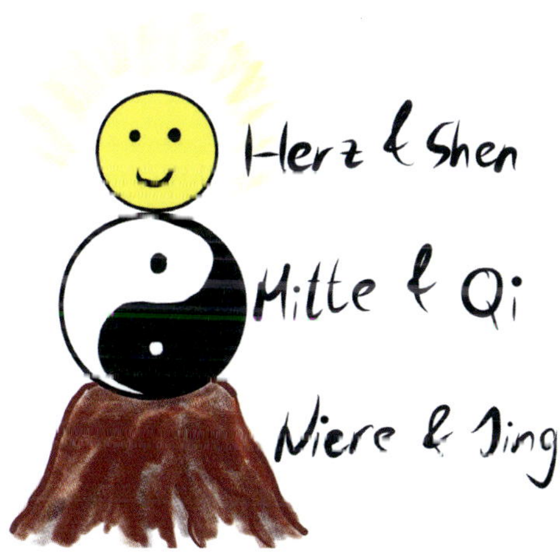

Das Qi in der Mitte muss stark und kräftig sein, das Jing als Reserve in der Niere muss voll sein, der Geist Shen als Geist des Herzens und Chef aller Geister muss gut fließen und darf nicht blockieren. Damit es dem Qi gut geht, muss es der Mitte gut gehen, und diese braucht gute Nahrung und einen geregelten Alltag ohne viel Aufregung. Damit es dem Jing gut geht, muss man achtsam mit seinen Reserven sein, soll gut schlafen, nicht über seine eigene Grenze gehen, keine Drogen nehmen, Angst und Schreck vermeiden, dafür aber die Ruhe suchen. Damit es dem Shen und gleichzeitig allen Shens, allen Geistern, gut geht, ist Bewegung in jeder Form unerlässlich, körperlich, geistig, mental und seelisch. Es braucht dafür auch gute Beziehungen zu Menschen und Tieren, viel Lachen und wunderbare Träume, Ziele und das Gefühl, frei zu sein im Handeln, Denken und Fühlen.

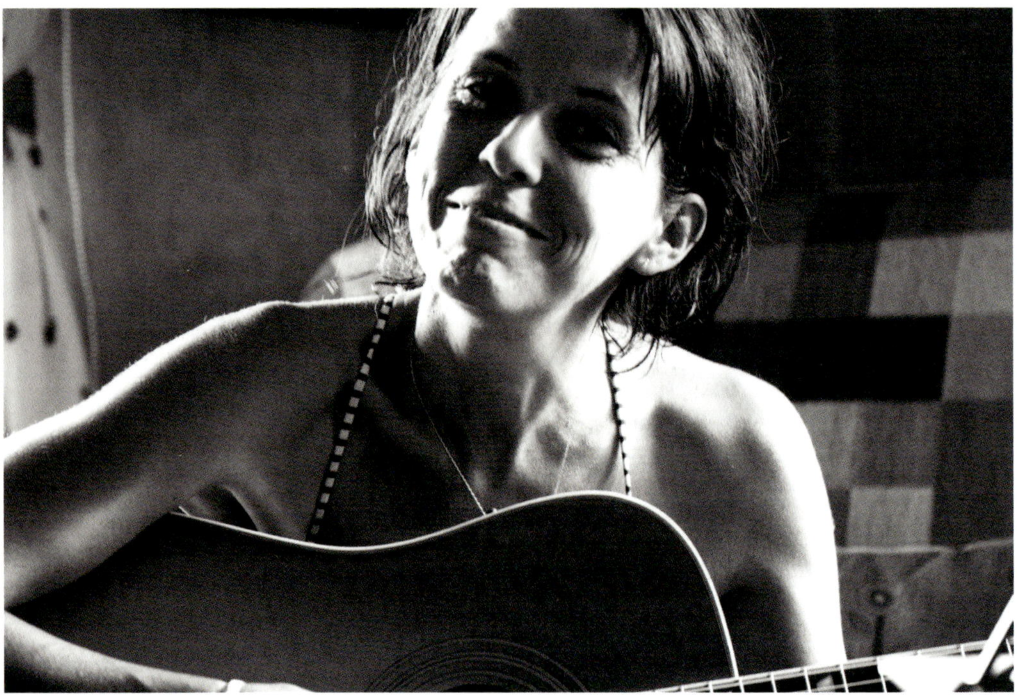

Die gesunde Mitte

Eine gesunde Mitte erhält man, indem man sich gut ernährt, nicht zu viel isst, das Essen gut zubereitet und all das vermeidet, was den eigenen Körper belastet. Eine Faustregel in der Chinesischen Medizin lautet:

Bist du nach dem Essen müde, so war es das falsche Essen, zu viel davon oder zur falschen Zeit.

Eine gesunde Mitte ist notwendig, damit diese genügend Qi und Blut herstellen kann, um einerseits Reserven anzulegen und andererseits den Geist des Herzens, den Shen strahlen zu lassen. Wenn die Reserven mit Yin (Substanz) und Yang (Energie) gut gefüllt sind, dann funktioniert unsere Mitte gut, weil wir uns gut und regelmäßig ernähren. Dadurch strahlt der Shen und wir fühlen uns glücklich und zufrieden.

Natürlich kann man **Glück** nicht durch gutes Essen erzeugen, abgesehen von dem kurzfristigen Glücksgefühl durch ein wunderbares Mahl. Aber man kann dadurch die **Voraussetzungen schaffen, sich im Körper wohl, geborgen und sicher zu fühlen.** Sie wissen sicherlich, wie es sich anfühlt, wenn man zu viel gegessen hat und wenn einem das Essen schwer im Magen liegt. Ihre Gedanken sind durch die Schmerzen und das Unwohlsein gebunden, der Geist ist „unfrei".

In verschiedenen Büchern habe ich bereits ausführlich über die Ernährung geschrieben, die sich unsere Mitte wünscht, zuletzt in den drei vorherigen Büchern dieser Reihe: Frei von Angst, Frei von Stress, Raus aus der Depression. Ich nenne es **Lieb-sein-zur-Mitte.** Hier nur eine kurze Zusammenfassung der zehn Punkte, diesmal aus dem Blickwinkel des Glücks:

1. Das Essen soll Ihnen Freude bereiten!

Essen Sie nichts nur dann, weil es „gesund" ist. Es sollte Ihnen auch wirklich gut schmecken! Im Sinne der Achtsamkeit sollten Sie sich beim Essen nicht ablenken lassen. Seien Sie, wenn Sie essen, mit Ihren Gedanken nur beim Essen. Genießen Sie jeden Bissen, so als würden Sie dieses Essen zum ersten Mal zu sich nehmen. Im Buddhismus nennt man das den **Anfängergeist**. Man macht alle Dinge so, als würde man sie zum ersten Mal im Leben tun. So bleibt die Freude an der Entdeckung des Neuen erhalten und Ihre Gedanken bleiben leichter bei der Sache. Also **achtsam essen!**

2. Alles, was im Magen ankommt, sollte eine körperwarme Suppe sein!

Hier geht es darum, dass Sie sich viel Zeit lassen sollen für Ihr Mahl. Der Mund mit den Zähnen, all seinen Speicheldrüsen und Verdauungssäften ist ein wunderbarer Kochtopf! Genauso wie es eine gewisse Kochzeit braucht, damit Nudeln „al dente" werden, braucht jedes Essen eine gewisse Kochzeit, um es „al stomaco", also magenfreundlich und leicht verdaulich, zu machen. Im Sinne Ihres achtsamen Essens, welches ja gleich eine gute Übung für Ihre tägliche Achtsamkeit und das Verweilen im Moment ist, kauen Sie in Ruhe und Stille, wiederum mit Genuss, Freude und Dankbarkeit. Speziell auch Ihr Magen wird es Ihnen danken. Sollten Sie einmal keine Zeit haben, Ihr Essen im Mund zu einer Suppe zu verwandeln, dann müssen Sie eben gleich eine Suppe essen!

3. Bitte essen Sie regelmäßig ein warmes, gekochtes Frühstück!

Die Chinesen – und wenn ich „die Chinesen" sage, meine ich die Lehre der TCM – sagen: **So wie der Morgen, so ist der ganze Tag.** Also gönnen Sie Ihrem Körper in der Früh gleich einmal viel Energie, am besten in Form von warmem Essen. So muss die Mitte nicht viel arbeiten – die Arbeit haben ja schon der Herd und der Kochtopf erledigt – um Qi und Blut herstellen zu können. Qi benötigen Sie für die Kraft Ihres Körpers und das Strahlen Ihres Shen. Blut braucht Ihr Körper, damit das Qi, welches auf dem Blut reitet wie ein Surfer auf der Welle, überall im Körper hingelangen und so die Funktion aller Organe und die Zufriedenheit aller Geister garantiert kann.

Stellen Sie sich vor, Sie starten in den Tag, ohne dem Körper Nahrung zu geben: Die Mitte kann kein Qi und kein Blut herstellen und muss schon in aller Früh zur Niere betteln gehen: „Liebe Niere, bitte gib mir etwas von deinem wertvollen Yin, damit ich einfaches Blut machen kann, und gib mir etwas von deinem Yang, damit ich einfaches Qi herstellen kann." Die Niere wird sich das vielleicht eine Zeit lang ansehen, doch es kommt irgendwann der Moment, an dem es der Niere reicht: „Wenn du weiter so schnorrst und wir weiter unsere wertvollen Reserven verbrauchen, nur fürs Tagesgeschäft, dann wird uns nichts für die echten Notzeiten übrig bleiben. Was machst du dann, liebe Mitte, wenn eine schwere Krankheit droht? Gerade dann sind Yin und Yang so wichtig, um Reparaturen durchführen zu können." So heißt es irgendwann wie im Casino: „Rien ne va plus!", „Nichts geht mehr!"

Doch damit die Mitte ihre Aufgabe fürs Tagesgeschäft erledigen kann, braucht es Ihre Mithilfe: Frühstücken Sie! Gehen Sie nicht ohne Frühstück aus dem Haus! Idealerweise ist das Frühstück schon vorgekocht, also warm und zubereitet.

4. Bitte essen und trinken Sie generell regelmäßig warm!

Schon meine Großmutter hat immer gesagt: Täglich eine warme Mahlzeit! Die Chinesen gehen noch weiter: Täglich drei warme Mahlzeiten! Das ist für einen erschöpften Körper das Allerbeste. Speziell wenn Sie müde sind und der Körper kein Qi für Motivation, Antrieb und positive Gedanken hat, müssen Sie aufstehen und sich regelmäßig ein warmes Essen zubereiten! **Dann entlasten Sie die Mitte und diese dankt es Ihnen mit Energie!** Kochen schafft außerdem Struktur, die ein gesunder Alltag braucht. Erinnern Sie sich: Freiheit bedeutet nicht, tun und lassen zu können, was man will! Freiheit bedeutet, Herr über seinen Körper, seine Gefühle und Gedanken zu sein, um letztere bei Bedarf abzustellen, um ohne Emotion und ohne störende Gedanken einen klaren Geist zu haben und die richtigen Entscheidungen treffen zu können. Die richtigen Entscheidungen führen zu rechten Handlungen, die Leid für sich und andere mindern und Freude verbreiten. Aber ohne Energie, ohne Qi, geht das alles nicht! Leider ist die Mitte von so vielen Menschen so geschwächt, dass diese Hilfe beim Verarbeiten von Nahrung braucht. Daher sollten Sie bitte kochen und warm essen! Wärme ist ja bereits Energie. Das ist schon die halbe Miete.

Die Betonung liegt aber auch auf „regelmäßig": Sie sollen immer etwa **zur gleichen Zeit essen.** Dabei muss ich immer an unsere Pferde denken. In meiner Kindheit hatten wir einen kleinen Pferdestall mit fünf Pferden. Meine Aufgabe war es, diese täglich zu füttern. Wenn Schule war, fand die Fütterung kurz nach sechs Uhr Früh statt. Doch am Sonntag wollte ich mich zumindest einmal pro Woche ausschlafen, und so kam ich meist ein bis zwei Stunden später in den Stall. Die Pferde waren dann schon ganz nervös und hatten Stress, weil sie ja mit dem Essen um kurz nach sechs Uhr gerechnet hatten. Wenn man aber Stress hat, kann man nicht verdauen, wie Sie wahrscheinlich aus eigener Erfahrung wissen: Meist isst man an einem stressigen Tag untertags gar nichts, sondern erst dann, wenn der Stress nachlässt, am Abend. Dann ist man dafür häufig zügellos und isst viel zu viel, was dann wiederum Ihren gesunden Schlaf stört und so wachen Sie am nächsten Tag mit wenig Energie auf. Außerdem liegt Ihnen dann ja auch noch das viele Abendessen schwer im Magen, sodass Sie in der Früh Ihr warmes Frühstück nicht hinunterbekommen und Sie dann vielleicht ohne Frühstück aus dem Haus gehen. Wenn Sie das dauerhaft machen, geht Ihnen das schnell „an die Nieren", weil die Nieren Ihre wertvollen Reserven, Yin und Yang, fürs Tagesgeschäft hergeben müssen. Ein echter Teufelskreis ...

Essen Sie daher immer etwa zur gleichen Zeit. Dann hat Ihr Körper keinen Stress und Sie können gut verdauen, sodass Ihre Mitte genug Qi herstellt, was Ihren Geist Shen zum Strahlen bringt.

5. Bitte essen Sie täglich einen Apfel!

Essen Sie täglich einen Apfel, damit Sie keine Angst vor Vitaminmangel haben müssen. Ideal ist es, wenn Sie den Apfel zu oder nach dem Frühstück oder dem Mittagessen essen und auch in aller Ruhe kauen. Wenn Sie Äpfel nicht vertragen, sollten Sie sie schälen oder leicht dünsten. Dann juckt es meistens nicht mehr am Gaumen. Natürlich können Sie auch ein anderes Obst essen, aber es sollte heimisch und frisch sein.

6. Bitte essen Sie gute Kohlenhydrate. Essen Sie so wenig wie möglich Zucker und Kohlenhydrate mit hoher glykämischer Last (hohem glykämischem Index)! Dabei lassen Sie Gluten gleich so weit wie möglich weg!

Dieser Punkt entspricht schon einer modernen westlichen Auslegung der Chinesischen Medizin. Im Prinzip geht es darum, die Mitte nicht zu überanstrengen und nicht zu stressen. Zucker und Weißmehl erzeugen für die Mitte der meisten

Menschen hier im Westen puren Stress. Lassen Sie Zucker in Rohform, vor allem den zu Tode verarbeiteten raffinierten Zucker (Kristallzucker, Staubzucker), so weit wie möglich aus Ihrer täglichen Nahrung verschwinden. Ebenso verfahren Sie mit allem, was zuckerartig ist und im Körper so wirkt (hohe glykämische Last, hoher glykämischer Index), wie Weizenmehl und Süßungsmittel, egal ob mit oder ohne Zucker (also auch keine Süßstoffe). Gewöhnen Sie sich an den guten, leicht süßlichen Geschmack von guten Kohlenhydraten! Denken Sie auch an Alkohol: Alkohol ist nichts anderes als „vergorener Zucker", quasi „Turbozucker"! Der fährt in einem Tempo in den Körper ein, dass Ihre Milz gleich zu schwitzen anfängt. Lassen Sie Alkohol weg, wenn Ihnen nicht viel daran liegt oder Sie ihn nur aus Gewohnheit trinken. Wenn Sie Alkohol trinken, dann nicht mehr als ein- bis zweimal pro Woche ein Gläschen für den Shen …

Und passen Sie mit dem Eiweiß der Kohlenhydrate auf! Diese Formulierung ist natürlich schwachsinnig! Aber wir reden oft von den „Kohlenhydraten", meinen „Getreide" und vergessen, dass wir mit dem Getreide ja auch gleich „Eiweiße" zu uns nehmen, bei uns im Westen allen voran das Gluten (oder besser „die Glutene"). Wenn Sie Gluten vermeiden wollen, dann bitte folgende Getreide weglassen: Weizen, Dinkel, Roggen, Gerste, Grünkern, Malz, Kamut, Bulgur, Einkorn, Emmer und Tritticale. Sehr gut und glutenfrei sind Hafer (aber auf Glutenfreiheit achten: Im Werk darf der Hafer nicht mit anderen Getreidesorten verunreinigt werden), Mais, Hirse, Reis, Buchweizen, Kartoffeln, Qinoa, Amarant, Guarkernmehl, Johannisbrotkernmehl, Soja, Tapioka, Teff und verschiedenste Nussmehle. Achten Sie auf die versteckten Glutene in Fertigprodukten und industriellen Lebensmitteln! Am besten Sie backen Ihr Brot gleich selbst! Mit einem guten glutenfreien Mehl werden Sie ein genauso gutes Brot wie mit Weizen backen können!

Auf den Punkt gebracht: „Lieb-sein-zur-Mitte" bedeutet, alles wegzulassen oder zu reduzieren, was der Mitte unnötig Energie abzieht. Dann steht wieder mehr Energie für den Verdauungsprozess zur Verfügung und man kann auch das eigene Leben besser verdauen.

7. Bitte essen Sie gutes pflanzliches Eiweiß. Essen Sie wenig tierisches Eiweiß, vor allem so wenig wie möglich Milchprodukte! Milchprodukte sind ähnlich schwer zu verdauen wie Gluten!

Auf den Punkt gebracht: **Essen Sie Pflanzen!** Wenn man Tiere isst, isst man deren Leid mit, da all die Stresshormone noch im Fleisch vorhanden sind, falls die Tiere zu Lebzeiten viel Stress gehabt haben. Wenn Sie Tiere essen, dann solche, die ein gutes Leben führen durften und deren Tod so stressfrei wie möglich abgelaufen ist.

Erinnern Sie sich, was man im Buddhismus sagt: Das eigene Glück darf niemals auf dem Leid anderer aufbauen! Alle Lebewesen sind „fühlende Wesen", die Leid und Freude genauso wie wir empfinden können. Wie rechtfertigen Sie sich vor einem Tier, das Sie gegessen haben? „Bitte verzeih mir, ich musste dich essen, meine Familie und ich wären sonst verhungert!" Das klingt nach einer guten Rechtfertigung. Aber wer von uns im Westen muss ein Tier essen, um nicht zu verhungern? Bei dem Überangebot an Nahrung muss das bei uns wohl niemand. Es gibt vor allem viele pflanzliche Alternativen. Sie werden außerdem bemerken, dass sich etwas Grundlegendes in Ihnen verändert, wenn Sie auf einmal keine Tiere mehr essen. Probieren Sie es aus. Wenn Sie es genau wissen wollen, probieren Sie auch einmal, sich für eine gewisse Zeit vegan zu ernähren, also ohne sämtliche tierische Produkte. Vielleicht fragen Sie sich dann: Woher kommt auf einmal all die Energie, wo ich doch die energiegeladensten Lebensmittel weggelassen habe? Wenn Sie sich pflanzlich ernähren, werden Ihr Körper und Ihre Mitte viel effizienter, denn es wird nichts mehr verschwendet. Alles wird dann zu Qi und Blut und damit bleibt kein Dreck im Körper liegen, also keine Schlacken, wie wir hier im Westen sagen. Diese Schlacken nennt man in der Chinesischen Medizin zuerst „Feuchtigkeit" und dann „Schleim", wenn die Feuchtigkeit eingedickt wird. Ohne Schlacken, ohne Schleim, kommt es im Gegenzug zu weniger Blockaden in Körper und Geist, Qi und Blut fließen viel leichter und Ihr ganzes System kann sich entspannen.

Milchprodukte sind deshalb ein Thema, weil sie einfach so schwer zu verdauen sind, ähnlich wie das Gluten, das Weizeneiweiß, das in ähnlich schwerverdaubarer Form in allen „glutenhaltigen Getreidesorten" (siehe Punkt 6) vorkommt.

Milchprodukte und Gluten sind somit die Hauptursachen für Müdigkeit, Trägheit, körperlichen Beschwerden, lauter Dingen, die es uns schwer machen auf unserem Weg des Glücks ...

8. Haben Sie keine Angst vor Fett – es gibt nur gute und bessere Fette. Essen Sie vermehrt bessere Fette, mit reichlich Omega-3-Fettsäuren!

Fett macht den Geschmack eines Essens aus. Es schmeckt einfach besser und das Essen ist auch noch viel leichter zu verdauen, wenn man Fett dazugibt. Von den tierischen Fetten sollten Sie nicht zu viel verwenden, da sie überwiegende Omega-6-Fettsäuren enthalten. Greifen Sie stattdessen lieber zu Fischölen und pflanzlichen Fetten, wie Raps, Oliven, Leinsamen und Algen, die einen hohen Anteil an Omega-3-Fettsäuren haben.

Dick wird man übrigens nicht, weil man so viel Fett isst, und hohe Blutfettwerte bekommt man auch nicht davon, dass man so viele Fette und Öle zu sich nimmt. Beides ist nämlich auf zu viel Zucker und kurzkettige Kohlenhydrate in Weißmehl zurückzuführen sowie auf zu viele tierische Produkte und das darin enthaltene tierische Eiweiß!

9. Bitte essen Sie so wenig industriell verarbeitete Lebensmittel wie möglich!

Alle Konservierungsmittel müssen im Körper „dekonserviert", also aufgespalten werden. Alle Lebensmittel, deren Zusammensetzung der drei großen Komponenten nicht einem natürlichen Lebensmittel gleicht, bereiten dem Köper Stress.

Alles an Chemikalien, wie Farbstoffe, Konservierungsmittel, Geschmacksverstärker, E-Nummern (egal welche), muss von der Leber entgiftet und von den Nieren ausgeschieden werden, und das kann beide Organe belasten. Es ist auch möglich, dass diese Chemikalien irgendwo in einer Fettzelle abgelegt werden und darauf warten, in Hungers- oder Diätzeiten (den Zeiten der Auflösung der Fettreserven) in hoher Konzentration freigesetzt zu werden, und dann den Körper belasten.

Lassen Sie auch die Finger von sogenannten „Light-Produkten". Bei diesen wird das Fett herausgenommen und durch Zucker und Stärke (diese enthält wiederum Zucker und Gluten!) ersetzt. Das ist ein sehr schlechter Tausch, wie Sie bereits wissen.

Gerade Gluten schleicht sich als Hilfsstoff – es lässt sich so gut anfärben, fördert den Geschmack und gibt eine gute Konsistenz – in fast alle Fertigprodukte hinein, auch in jene, bei denen Sie nie damit rechnen würden, wie zum Beispiel Speiseeis oder Pommes Frites. Achten Sie daher auf die Deklaration „glutenfrei"!

Seien Sie sich auch dessen bewusst, dass Kälte, die in Lebensmittel hineingesteckt wurde, wie bei Tiefkühlkost, auch nach dem Aufwärmen noch darin ist.

10. Bitte essen Sie nicht zu viel – man kann sich auch am gesündesten Essen überessen.

„Frühstücken wie ein Kaiser, mittagessen wie ein König, abendessen wie ein Bettler." Am meisten kann man morgens essen, am wenigsten abends. Darauf sollte sich unser Stoffwechsel mit der Zeit einstellen und das erreicht man vor allem, indem man gut und warm frühstückt, womit sich der Kreis dieser zehn Punkte schließt. Denken Sie an die Studien, die zeigen, warum Menschen so ein hohes Alter erreichen: All diesen Menschen ist ein Interesse an dem Jetzt und dem Morgen gemein – und dass sie wenig essen.

Sie können **alles** essen (und das relativiert die vorigen Punkte ...), wenn Sie **wenig** davon essen und wenn Ihr Essen als **körperwarme Suppe** im Magen ankommt! Dann geht es Ihrer Mitte auf einmal wieder gut, der Körper hat keinen Stress und Ihr Shen strahlt.

Herz-Blut und Nieren-Yin

In der TCM sagen wir: **Körper und Geist brauchen Qi, um Kraft zu haben, und Blut, um entspannt zu sein.** Qi und Blut sollen im Gleichgewicht sein, so wie Yin und Yang. In meinen Büchern habe ich das Bild von den Geistern geprägt, die in ihren mit Blut gefüllten Badewannen sitzen und dadurch entspannt sind.

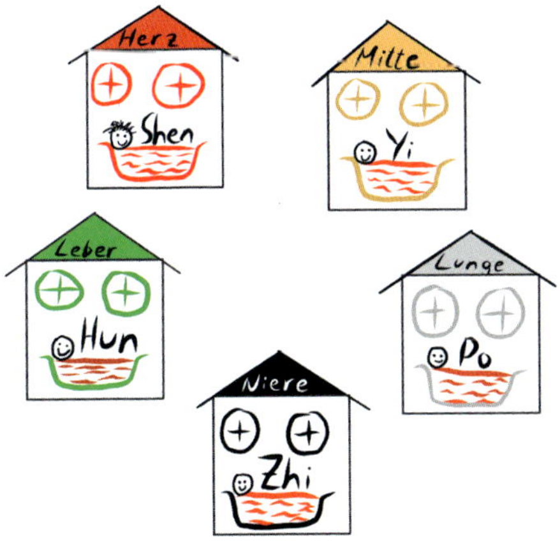

Die Geister kommen in ihren Badewannen zur Ruhe. Aber wehe, wenn die Badewanne leer ist. Dann genügt schon ein leichter Zug, zum Beispiel von der offenen Badezimmertür, und dem Geist wird kalt und er wird hysterisch …

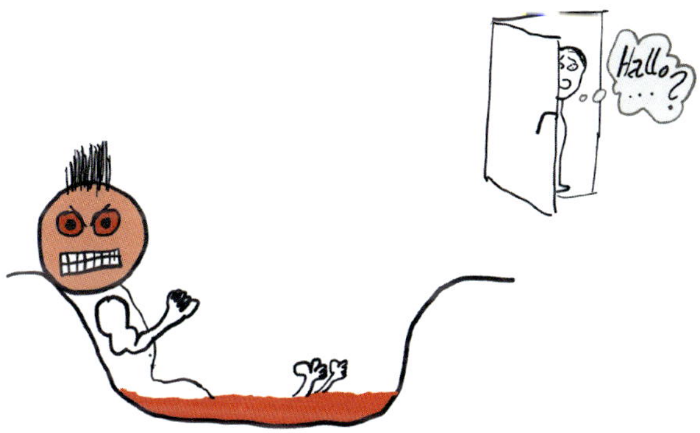

Wer glücklich sein will, benötigt laut TCM „viel Herz-Blut“. Die Badewanne des Herzens, in der sich der Geist Shen zufrieden entspannen kann, muss also vollgefüllt sein mit Herz-Blut.

Wenn dem **Shen** das Blut ausgeht, ist er entweder praktisch bewusstlos oder er kommt gar nicht mehr zur Ruhe. Oft fühlt man sich vollkommen **erschöpft**, ist dennoch innerlich **aufgewühlt und fahrig**, hat Herzklopfen bis hin zu einer Panikattacke oder Manie, dem schwer zu kontrollierenden Dauerzustand der **übersteigerten Freude**. Beim Herz-Blut Mangel wühlen sogar schöne Erlebnisse so auf, dass man gar nicht einschlafen kann oder **unruhig schläft.**

Die wichtigste Achse für das Glück ist die Herz-Nieren-Achse, also zwischen den Elementen Feuer und Wasser. Das Feuer in unserem Herzen, das uns vorantreibt und uns mit Begeisterung und einem „Brennen für etwas" erfüllt, muss stets vom Wasser der Niere gekühlt werden. Dem Wasser der Niere entspricht das **Nieren-Yin**, die Basis aller Materie im Körper, Teil unserer wertvollen Reserven, des Jing. Dieses Nieren-Yin kommuniziert ständig mit dem Herz-Blut: „Und, ist eh noch genug von dir da, damit der Shen entspannt ist? Geht's euch eh gut da oben?"

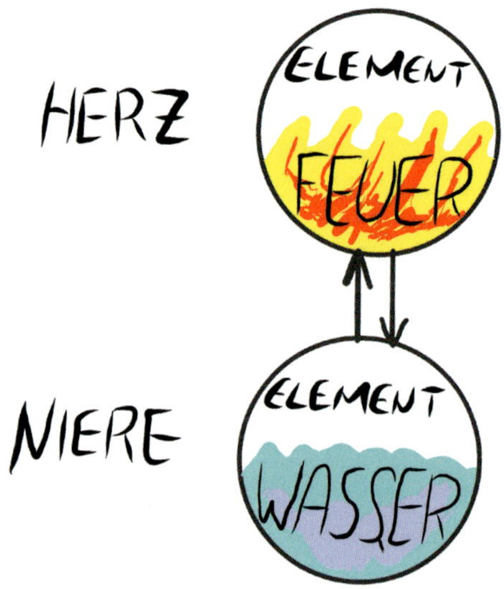

Wer für eine Sache „brennt", kann leicht verbrennen. Das Herz-Blut ist die Löschflüssigkeit für unser Glück, für das „Feuer im Herzen". Damit das Herz-Blut nicht ausgeht, produziert die Mitte fleißig Blut und lagert dieses als Yin in die Nieren ein. Die Niere kann dann das Feuer im Herzen effektiv in Balance halten.

Denken Sie an Kinder, die auf das Christkind warten und schon voller Vorfreude sind. Sie können nicht mehr stillsitzen, weil sie es fast nicht erwarten können, dass endlich das Glöckchen läutet, damit sie ins Wohnzimmer zum Christbaum hineindürfen. Kinder haben noch nicht viel Yin, dass sie benötigen würden, um das „Feuer im Herzen" gut kühlen zu können. Dieses wird erst während des Heranwachsens aufgebaut.

Der Schlaf

Das Wichtigste, damit einem nie die Kühlung der Niere ausfällt und das Nieren-Yin nicht schwindet, ist, **alles zu vermeiden, was einem an die Nieren geht** (und das ist wohl schon eine große Aufgabe ...), sowie **gut zu schlafen.** Gerade beim Schlaf fällt auf, wie gut Herz und Niere zusammenarbeiten: Herz-Blut braucht man, um gut einschlafen zu können, und Nieren-Yin braucht man, um gut durchschlafen zu können. Die Qualität des Schlafs ist auch ein wichtiger Gradmesser dafür, wie gut man untertags lebt und wie gut man den Stress des Tages wieder loswird, bevor man ins Bett geht. Denken Sie an Kinder, die untertags so viel erleben, dass sie dann nachts nicht schlafen können. **Der Schlaf dient der Verarbeitung des Tages.** Wer viel erlebt, muss viel verarbeiten. Wer untertags viel körperlich arbeitet, muss nachts gut regenerieren. Chinesisch gedacht sind für diese Regeneration unsere Nieren zuständig, westlich gedacht sind es die Wachstumsfaktoren, die – wenn man einmal ausgewachsen ist – nur nachts aktiv sind, um allen entstandenen Schaden des Tages zu reparieren. **Daher ist guter und tiefer Schlaf so wichtig.**

Schlafhygiene

Der Schlaf muss „geputzt und gewaschen" werden wie unsere Zähne, wie unser ganzer Körper. Darum ist das Wort **Schlafhygiene** sehr passend: Schlafhygiene bedeutet, den Körper bereit zu machen, um schlafen zu gehen. Sie beginnt damit, **wie Körper und Geist am Abend des jeweiligen Tages ankommen.** Wenn man zum Beispiel untertags keine oder zu wenige Pausen macht, kommt man am Abend zu Hause erschöpft, aber innerlich fahrig und überhitzt an. Ein hektischer Arbeitstag ist wie Autofahren im Stadtverkeh – Viele Ampeln, immer wieder schnell anfahren und wieder abrupt stoppen, hohe Aufmerksamkeit, dann wieder Stau und stehen bleiben, danach kann man endlich wieder fahren, oft vielleicht viel zu schnell bis zum nächsten Verkehrshindernis. Der Motor ist überhitzt, hat viel Benzin verbraucht, aber man hat nur eine kurze Strecke geschafft.

Wichtig ist also, dass Sie untertags regelmäßig Pausen machen. Ideal ist auch die Mittagspause mit der Möglichkeit, sich kurz hinzulegen, um all Ihre Stresshormone ein bisschen zu reduzieren. So kommen Sie am Abend entspannt nach Hause.

Schlafhygiene bedeutet auch, **am Abend nicht mehr schwer und nicht zu spät zu essen.** Darum ist es wichtig, dass Sie lernen, morgens und mittags zu essen und sich nicht den Hunger des ganzen Tages für den Abend aufzusparen. Durch ein großes und spätes Essen wecken Sie den Körper unnötig auf. Außerdem funktioniert die Verdauung schlechter, was man am nächsten Tag oft an einem veränderten Stuhl nach einem späten Abendessen erkennt. Ideal ist abends eine Suppe, ein Eintopf oder – wenn Sie abnehmen möchten – nur ein heißer Tee. Oft ist es leichter, abends gar nichts zu essen als wenig.

Schlafhygiene bedeutet auch, **am späten Nachmittag und abends keinen Kaffee oder Energydrink** mehr zu sich zu nehmen. Dadurch pushen Sie den Körper nämlich nur unnötig auf.

Schlafhygiene bedeutet, **sich am Abend nicht mehr mit Problemen zu beschäftigen und die Arbeit stattdessen in der Arbeit zu lassen.** Ein Patient, von Beruf Banker, hat mir erzählt, dass er am Abend immer ein Puzzle legt, um abzuschalten. Sobald er beginnt, an seinem Puzzle zu arbeiten, sind all der Stress und all der Ärger des Tages wie weggeblasen.

Schlafhygiene bedeutet auch, abends das Handy auszuschalten, den Computer zuzuklappen, den Fernseher auszuschalten und lieber Musik zu hören, ein entspannendes Gespräch zu führen, ein Spiel zu spielen, etwas zu lesen oder spazieren zu gehen. Es geht um **aktive Entspannung**. Sie sollten etwas tun, was Sie entspannt, aber sich **nicht passiv berieseln lassen**, wie dies beim Fernsehen oder Videoschauen am Computer der Fall ist. Nur so bauen Sie Spannung ab.

Wichtig für den Schlaf ist auch die Regelmäßigkeit: Man sollte immer etwa zur gleichen Zeit schlafen gehen, idealerweise immer vor 24 Uhr, damit sich der Körper auskennt und weiß, wann von ihm verlangt wird, schlafen zu gehen. Ebenso von Bedeutung ist das **Zimmer**, in dem man schläft: Ein gutes Bett am rechten Platz, eine schöne Schlafnische (vermittelt das Gefühl von Geborgenheit), keine Elektrogeräte im Raum (sicher kein Fernseher, denn der Körper soll wissen, dass man in diesem Raum nur schlafen soll), keine störenden Nebengeräusche und wenn Pflanzen, dann „beruhigende", die zum Beispiel einen angenehmen Duft verbreiten. Sie können auch eine Duftlampen aufstellen oder es mit ätherische Ölen probieren.

Manche Menschen schlafen sehr schlecht, weil sie **keinen konstanten Schlafrhythmus** einhalten können und zum Beispiel ständig unterwegs sind, oft in verschiedenen Zeitzonen oder abwechselnd tags und nachts arbeiten, wodurch der Körper dann einfach nicht weiß, wann von ihm verlangt wird, zu schlafen. In solchen Fällen kann zum Beispiel die **medikamentöse Gabe von Melatonin** helfen, jenem Hormon, das im Körper an der Aufrechterhaltung des zirkadianen Rhythmus, also unseres Tag-Nacht-Rhythmus beteiligt ist.

Exkurs: Beruhigende Tees und Schlaftees (westlich)

Vor allem, wenn Sie schlecht einschlafen können, gibt es einfache Abhilfe auch mit westlichen Kräutern. In der Apotheke erhalten Sie verschiedenste Präparate mit **Baldrian, Hopfen, Johanniskraut, Kamille, Lavendel, Melisse oder Passionsblume**, auch in verschiedenen Kombinationen.

Sie können sich aber auch einen Tee mit westlichen Kräutern in der Apotheke zusammenstellen lassen. Sie ersparen sich dadurch industrielle Tabletten oder Kapseln und können auf heimische Kräuter in kontrollierter Apothekerqualität – und damit in kontrollierter Wirkstoffquantität – zurückgreifen.

Die Zahlen neben den Kräutern geben dem Apotheker oder der Apothekerin Auskunft darüber, welche Siebgröße für den gewünschten Zerkleinerungsgrad zu verwenden ist. Zum Beispiel bedeutet „11200" eine Maschenweite von 11,2 mm, was dem Zerkleinerungsgrad „grob geschnitten" entspricht, „180" wiederum wäre eine Maschenweite von 180 Mykrometer. Dies ist der feinste Zerkleinerungsgrad mit der Bezeichnung „fein gepulvert".

Bitte verwenden Sie die Kräuter aus der Apotheke und nicht selbstgepflückte, außer Sie haben viel Erfahrung mit den Kräutern und sie stammen aus Ihrem Garten. Bei den Kräutern aus der Apotheke haben Sie die Garantie, dass der

Inhalt in der korrekten Menge vorhanden ist und dass keine Giftstoffe enthalten sind.

Sie können die Tees als schönes Abendritual am Abend trinken oder auch zur Beruhigung untertags. **Zubereitung:** Jeweils einen gehäuften Teelöffel pro Tasse mit kochendem Wasser übergießen, etwa zehn Minuten ziehen lassen und dann warm trinken.

Die folgenden Schätze westlicher Kräutermischungen finden sich im **Österreichischen Arzneibuch von 2015**. Es sind bewährte Erfahrungsmischungen:

BERUHIGENDER TEE 1 (SPECIES SEDATIVAE I)

Melissenblätter (11200)	10 g
Pfefferminzblätter	10 g
Bitterorangenblüten (11200)	10 g
Bitterorangenschale (5600)	10 g
Baldrianwurzel (5600)	60 g

BERUHIGENDER TEE 2 (SPECIES SEDATIVAE II)

Hopfenzapfen	40 g
Melissenblätter (11200)	50 g
Lavendelblüten (5600)	10 g

BERUHIGENDER TEE 3 (SPECIES SEDATIVAE III)

Melissenblätter (11200)	40 g
Passionsblumenkraut (11200)	30 g
Kamillenblüten	20 g
Orangenblüten	10 g

Die letzte Mischung ist schon rein optisch sehr entspannend. Sie schmeckt außerdem wunderbar und ist daher auch besonders gut für Kinder geeignet.

BERUHIGENDER TEE 4 (SPECIES SEDATIVAE IV)

Johanniskraut (11200)	50 g
Melissenblätter (11200)	40 g
Orangenblüten	10 g

Bei **Johanniskraut** ist anzumerken, dass es eine wunderbare antidepressive Wirkung hat. Dabei wirkt es im Gehirn wie synthetische Serotonin-Wiederaufnahmehemmer, denn es hebt den Serotoninspiegel. Bei depressiver Verstimmtheit sind auch Johanniskraut-Kapseln (meist mit 450 mg Extrakt pro Kapsel erhältlich) mit 450 bis 900 mg Tagesdosis sehr zu empfehlen. Zu erwähnen ist, dass die gerne beschriebene übermäßige Empfindlichkeit der Haut auf Sonnenbestrahlung (Phototoxizität) bei Gabe von Johanniskraut bei Albinoschafen und übermäßigem Verzehr von Johanniskraut nachgewiesen ist. Zu dieser kommt es durch lokales Aufbringen von Johanniskrautöl auf die Haut, wenn man sich nachher in die Sonne begibt. **Beim Menschen ist diese aber nicht belegt.** Trotzdem steht das in jedem Beipackzettel von Johanniskrautpräparaten. Vorsichtshalber sollten Sie also nicht übermäßig in die Sonne gehen, wenn Sie Johanniskrautkapseln zu sich nehmen. Wenn Sie Johanniskraut im Tee zu sich nehmen, ist es jedenfalls unbedenklich anwendbar.

Gute Erfahrung habe ich auch mit Hanftee in meiner Praxis gemacht. Handelsüblicher Hanftee ist THC-frei oder hat unter 0,2 % THC-Gehalt und ist legal erhältlich. THC (Tetrahydrocannabinol) ist psychisch aktiv, weshalb Hanf als Rauschmittel verwendet wird. Da wir hier den praktisch TCH-freien Hanftee verwenden, hat dieser keine berauschende Wirkung und gilt auch nicht als Rauschmittel. Bewährte Mischungen aus meiner Praxis sind folgende:

BERUHIGENDER HANFTEE

Melissenblätter	10 g
Pfefferminzblätter	10 g
Bitterorangenblüten	10 g
Bitterorangenschale	10 g
Hanf (THC-frei)	60 g

SCHLAFTEE MIT WESTLICHEN KRÄUTERN

Johanniskraut	30 g
Hopfen	30 g
Hanf (THC-frei)	30 g
Süßholzwurzel	10 g

Chinesische Kräuter und Granulate

In der Chinesischen Medizin verwenden wir **Kräuter**, um den Körper zu kräftigen. Chinesische Kräuter sind eine Art „Super-Nahrung", um möglichst effektiv dem Körper genau das zu geben, was er benötigt. Dabei orientieren wir uns an der chinesischen Diagnose: Jemand mit Herz-Blut-Mangel bekommt Kräuter, um das Herz-Blut zu stärken. Jemand mit Nieren-Yin-Mangel bekommt Kräuter, um das Nieren-Yin zu stärken.

Bei uns hier im Westen gibt es die chinesischen Kräuter entweder als getrocknete Rohdrogen, die man sich dann selbst abkocht oder von der Apotheke abkochen lässt und die man als Dekokt trinkt, oder als **Granulate**. Diese Granulate sind mit Pflanzenstärke (fast immer Maisstärke) versetzte Dekokte, die aussehen wie „Löskaffee", aber leider meist nicht so gut schmecken. Wenn der Geschmack zu unangenehm ist, kann man sich die Granulate auch als Tabletten pressen lassen.

Damit chinesische Kräuter für alle zugänglich sind, habe ich die sogenannten **„W-Mischungen"** (Weidinger-Mischungen) ins Leben gerufen. Diese können Sie sich ohne ärztliche Verschreibung in den jeweiligen Apotheken selbst besorgen. Viel habe ich über die W-Mischungen in meinem Buch „Die chinesische Hausapotheke" (im Goldmann-Verlag erschienen) geschrieben. Auf meiner Homepage **www.georgweidinger.com** finden Sie alle wichtigen Informationen dazu unter dem Menüpunkt „W-Mischungen". Dort sind auch alle Apotheken angeführt, bei denen man sie bekommt.

Es gibt natürlich keine Kräuter, die einfach glücklich machen. Wie schon im Vorwort beschrieben, hätten wir alle gerne die Pille, die uneingeschränkt glücklich macht. Antidepressiva reduzieren einen Teil des „körperlichen Unglücks", indem sie bestimmte Botenstoffe im Gehirn erhöhen, zum Beispiel Serotonin oder Dopamin. Auch Johanniskraut hat dieses Potenzial. Aber Kräuter, vor allem die chinesischen Kräuter, können **körperliches Leid lindern** und **seelisches Chaos reduzieren**, weil die Chinesen einfach mehrere Tausend Jahre Erfahrung mit diesen haben – da haben sie uns einiges voraus. Es geht auch darum, die körperlichen und seelischen Voraussetzungen zu schaffen, um überhaupt den Weg des Glücks beschreiten zu können. Dabei hat die Chinesische Medizin gegenüber der westlichen den Vorteil, dass es bei ihr viel weniger „Kollateralschäden“, also viel weniger Nebenwirkungen gibt. Wenn Sie chinesische Kräuter in Apotheken beziehen – weil diese die Qualität garantieren und auch bestätigen, dass die Kräuter auf Schadstoffe getestet und frei von diesen sind, – und nicht im Internet, sind chinesische Kräuter sehr sicher. Nebenwirkungen können trotzdem immer wieder auftreten. Diese sind dann eher bei der Verdauung zu finden, wie einmal Übelkeit oder Durchfall. Dann setzen Sie bitte die Kräuter gleich ab und sprechen Sie mit Ihrem Apotheker oder Ihrer Ärztin darüber. Mehr dazu auf meiner Homepage.

W90, WEIDINGER-MISCHUNG NUMMER 90, HERZ 1: SCHLAF GUT!

YE JIAO TENG	Caulis Polygoni Muliflori	30,00 %
SUAN ZAO REN	Semen Zizyphi Spinosae	25,00 %
BAI HE	Bulbus Lilii	20,00 %
WU WEI ZI	Fructus Schizandrae	10,00 %
LONG GU	Mastodi Fossilia Ossis	5,00 %
MU LI	Concha Ostreae	5,00 %
SHA REN	Fructus Amomi	5,00 %

Dies ist eine Erfahrungsmischung aus meiner Praxis. YE JIAO TENG, der vielblütige Knöterichstängel, nährt das Herz-Blut, beruhigt den Geist Shen, erhöht die Schlaftiefe und gleicht Emotionen aus. SUAN ZAO REN, die Samen der Stacheljujube, nähren ebenfalls das Herz-Blut und beruhigen den Geist, BAI HE, die Zwiebel der Lilie (bitte nicht die heimischen Lilien verwenden!), bauen das Yin von Lunge und Niere auf, beruhigen und verbessern das Durchschlafen. WU WEI ZI, wörtlich „die Frucht der fünf Geschmacksrichtungen“, bei uns als Schizandrafrucht bekannt, baut Qi und Blut auf, beruhigt den Geist Shen und stoppt Schnarchen. Letzteres ist eine Wirkung, die in Studien dokumentiert ist. Dabei dürfte die Schizandrafrucht das Atemzentrum im Gehirn beruhigen und so die Atmung entspannen. LONG GU, der „Drachenknochen“ (nichts anderes als gesunde Mineralien), und MU LI, die Austernschale, legen sich sozusagen als Stein und Muschel auf das Herz, um es zu beruhigen. Gleichzeitig puffern Sie übermäßige Säure im Magen, was nach einem langen, „übersäuerten“ Tag sehr hilfreich ist. SHA REN, die Sharen-Kardamom-Frucht, hilft, diese Mischung gut verdauen zu können.

W90 in dieser oder ähnlicher Form hat sich in meiner Praxis als ideale Einschlafmischung bewährt. Manchen hilft sie auch beim Durchschlafen und beim Schnarchen (was vor allem Partnerinnen oder Partner freut …), sie lindert aber auch Sodbrennen.

Beim Einschlafen kann auch die Standard-Mischung **W25** helfen, wie sie in meinem Buch „Die chinesische Hausapotheke“ und auf meiner Homepage beschrieben ist.

W91, WEIDINGER-MISCHUNG NUMMER 91, HERZ 2: STÄRKE DEIN HERZ!

DANG SHEN	Radix Codonopsitis	10,00 %
HUANG QI	Radix Astragali Membranacei	10,00 %
FU SHEN	Poria Paradicis	10,00 %
SUAN ZAO REN	Semen Zizyphi Spinosae	10,00 %
MU XIANG	Radix Aucklandiae Lappae	10,00 %
LONG YAN ROU	Arillus Euphoriae Longanae	10,00 %
YUAN ZHI	Radix Polygalae Tenuifoliae	7,00 %
MAI MEN DONG	Tuber Ophiopogonis Japonici	10,00 %
BEI SHA SHEN	Radix Glehniae	10,00 %
BAI HE	Bulbus Lilii	10,00 %
ZHI GAN CAO	Radix Glycyrrhizae Uralensis (grillé au miel)	3,00 %

Diese Mischung ist von der traditionellen Mischung GUI PI TANG abgeleitet. Das Besondere an dieser Mischung ist Folgendes: Sie baut Qi, Blut und Herz-Blut, Lungen- und Herz-Yin auf, kräftigt das Herz und stärkt die Mitte, stärkt das Yin und damit die Stabilität von Lunge und Herz – und auf einmal kann man besser (durch-)schlafen. Kennen Sie das Gefühl, so müde und deutlich geschwächt zu sein, dass Sie nicht mehr einschlafen können? Hier kann W91 gut helfen. Ich verwende diese und ähnliche Mischungen, um auch ein schwaches Herz, wie es bei beginnender Herzmuskelschwäche auftritt, zu stärken. Die ersten drei Kräuter (DANG SHEN, HUANG QI und FU SHEN) bauen das Qi und die Mitte auf, die nächsten vier Kräuter stärken das Blut und das Herz-Blut, BEI SHA SHEN und BAI HE stärken das Yin des Herzens und damit die Basis des Herz-Blutes. ZHI GAN CAO, die Süßholzwurzel, hilft, die Mischung gut zu verdauen.

Eine ähnliche Mischung, ebenfalls von GUI PI TANG abgeleitet, ist W85, wie sie in meinem Buch „Raus aus der Depression" (und auf www.georgweidinger.com) beschrieben wird. Auch sie kann für seelische und körperliche Herzbeschwerden verwendet werden.

Eine wunderbare Mischung für das Durchschlafen ist auch die Standard-Mischung W6 (beschrieben wiederum im Buch „Die chinesische Hausapotheke" sowie auf www.georgweidinger.com), die vor allem das Yin der Lunge und des Herzens aufbaut. Das Yin der Lunge wird zum Beispiel geschwächt, wenn man einen schweren Infekt hatte. Dies ist die typische Rekonvaleszenz. Ein Infekt kann auch das Yin des Herzens, also die Substanz des Herzens, den Herzmuskel, schwächen, wie man vor allem bei der Corona-Infektion und auch bei der Impfung gegen Corona lernen musste. Dafür habe ich diese Mischung ursprünglich angewandt, bis mir mehrere Patientinnen und Patienten berichteten, dass sie seither so wunderbar schlafen würden. Meist braucht es nicht geniale Theorien, sondern nur viel Erfahrung …

W92, WEIDINGER-MISCHUNG NUMMER 92, HERZ 3: VERBINDE HERZ UND NIERE!

TU SI ZI	Semen Cuscutae Sinensis	20,00 %
ZHI MU	Rhizoma Anemarrhenae	20,00 %
YI ZHI REN	Fructus Alpiniae Oxyphyllae	20,00 %
TAO REN	Semen Persicae	10,00 %
HONG HUA	Flos Carthami	10,00 %
SHI JUE MING	Concha Haliotidis	10,00 %
SUAN ZAO REN	Semen Ziziphi Spinosae	10,00 %

Dies ist ebenfalls eine Erfahrungsmischung aus meiner Praxis. Dabei werden laut TCM mehrere Beschwerden gleichzeitig behandelt: Das Nieren-Jing wird gestärkt (mit TU SI ZI, der chinesische Teufelszwirnsamen) und das Überhitzen im Herzen durch fehlende Kühlung der Niere wird gekühlt (durch ZHI MU, die Muttergedenkenwurzel). Gleichzeitig wird die Niere mit Yang gewärmt, damit sie „Bettwärme" bekommt (mittels YI ZHI REN, der Alpinia-Frucht), und schließlich wird noch das Blut in der Gebärmutter bewegt (TAO REN, der Pfirsichsamen, und HONG HUA, die Färberdistelblüte), da diese sich nach der chinesischen Vorstellung zwischen Herz und Niere befindet. So gibt es dort keine Blockade, auch nicht bei Männern (wie immer man sich das „Ersatzorgan" bei Männern vorstellt; dies zeigt, dass der ideale Mensch in der TCM die Frau ist ...). Dann kommt noch eine Muschelschale dazu (SHI JUE MING, die Schale der Seeohrenmuschel), um die Spannung des Körpers, die vom stressigen Tag übriggeblieben ist, zu lösen, und ein Kraut für das Herz-Blut, um dem Shen eine volle Badewanne zu bieten (SUAN ZAO REN, der Samen der Stacheljujube).

Diese Mischung versucht, die typischen Probleme des Westens zu beheben: Stress, ein Leben, das „an die Nieren geht", Überhitzung (quasi Reibungshitze durch Stress), Erschöpfung mit Kälte in der Niere und dann vielleicht noch Regelbeschwerden, weil es im Zentrum der Frau, der Gebärmutter, nicht gut fließt. Wenn der Shen fehlt, Sie am Abend nicht runterkommen, obwohl sie so müde sind, Ihr Schlaf schlecht ist, Sie vielleicht in der Nacht schwitzen und noch Probleme mit der Menstruation haben, könnte W92 gut passen, auch für den Mann, dann eben ohne die Regelbeschwerden ...

W93, WEIDINGER-MISCHUNG NUMMER 93, HERZ 4: KOMM RUNTER!

HUANG LIAN	Rhizoma Coptidis	10,00 %
GUI PI	Cortex Cinnamomi	10,00 %
ZHI ZI	Fructus Gardeniae	10,00 %
DAI ZHE SHI	Haematitum	20,00 %
LONG YAN ROU	Arillus Euphoriae Longanae	30,00 %
BAI SHAO YAO	Radix Paeoniae Lactiflorae	20,00 %

Dies ist eine Erfahrungsmischung aus meiner Praxis für Menschen, die sehr nervös sind, mit dem täglichen Stress ihres Lebens nicht zurechtkommen, unter Hitze leiden und zu Trockenheit und Hautrötungen neigen. „Stress verbraucht Blut", sagen die Chinesen. Wenn man dünnhäutig ist, kann Stress einem ganz schön zusetzen. Vorsicht: Diese Mischung enthält ein extrem gesundes, aber immer wieder Durchfall provozierendes Kraut, nämlich HUANG LIAN, den Goldfadenwurzelstock. HUANG LIAN ist ein sehr bitteres Kraut. Es vertreibt Hitze aus dem Körper, sowohl seelische als auch körperliche. Körperliche Hitze (oder feuchte Hitze) meint „Entzündungen". In dieser Mischung wird es allerdings wegen seiner stark beruhigenden Wirkung auf den Shen angewandt. GUI PI, die Rinde des Cassia-Zimtbaumes, gleicht die kalte Natur von HUANG LIAN aus mit dem Ziel, HUANG LIAN verträglich für den Darm zu machen, was auch fast immer gelingt. ZHI ZI, Gelbbeere oder Jasminglanz, kühlt Hitze nicht nur im Herzen, sondern auch im Magen, was Sodbrennen und Magenentzündungen neutralisiert. DAI ZHE SHI, der Eisenglanz, ein rotes Mineral, wirkt zusätzlich kühlend und entzündungshemmend im Körper. LONG YAN ROU, die Drachenaugenfrucht, stärkt das Blut – vor allem das Herz-Blut – sowie das Qi und beruhigt den Geist Shen. Und BAI SHAO YAO, die Wurzel der weißen Pfingstrose (nur der chinesischen; bitte nicht die Wurzeln heimischer Sorten probieren!), ist ein ganz wichtiges Kraut, um Blut aufzubauen, Stress abzubauen und den Körper zu entspannen.

Da mit dieser Mischung nicht einfach die Symptome Nervosität, innere Spannung und viel Hitze behandelt werden, sondern deren Ursache, nämlich der Blut- und Herz-Blut-Mangel, kann diese Mischung bei guter Verträglichkeit (wenn Sie etwa keinen Durchfall bekommen) auch einmal drei Monate durchgehend genommen werden. Auch ist W93 eine hervorragende Mischung, um bei einer schweren seelischen Belastung, die frisch ist, als akute Hilfe sofort zu beruhigen.

Eine klassische Mischung, die in der TCM bei akuten Unruhezuständen und akuter Niedergeschlagenheit verwendet wird, ist ähnlich wie eine große Tafel Schokolade als Seelentröster. Hier kommt W94 ins Spiel.

W94, WEIDINGER-MISCHUNG NUMMER 94, HERZ 5: SÜSSES STATT SAURES!

GAN CAO	Radix Glycyrrhizae Uralensis	30,00 %
FU XIAO MAI	Semen Tritici Aestivi Levis	40,00 %
DA ZAO	Fructus Zizyphi Jujubae	30,00 %

Diese Mischung heißt traditionell nach ihren Inhaltsstoffen GAN MAI DA ZAO TANG, da **GAN** CAO, die Süßholzwurzel, FU XIAO **MAI**, die Keimlinge von Weizenkörnern, und **DA ZAO**, die roten chinesischen Datteln, ihre drei Bestandteile sind. Die Süßholzwurzel boostert die Mitte und entspannt sie, die Weizenkeimlinge wirken stark beruhigend auf den Shen und beenden Schwitzen, stärken ebenfalls die Mitte und beruhigen den Geist Shen.

Diese Mischung ist eine klassische Akutmischung. Kurzfristig verabreicht ist sie ein wahrer Segen, da sich durch sie im Körper eine tiefe Entspannung breit macht. Wie auch eine große Tafel Schokolade sollte man sich diese Mischung aber nicht täglich gönnen. Durch Fälle von übermäßigem Konsum von Lakritze, welche aus der Süßholzwurzel hergestellt wird, weiß man, dass **Süßholz**, über längere Zeit in einer hohen Dosierung verabreicht, **ähnlich wie Cortison** wirkt. Da Cortison zwar als Stresshormon in einer akuten Gefahrensituation überlebensnotwendig ist, bei chronischer Anwendung jedoch viele Probleme machen kann, nutzen wir es nach Möglichkeit immer so kurz wie möglich.

Wenn Sie sich bei den fünf Herz-Mischungen W90 bis W94 an meine Empfehlungen halten, können diese Mischungen wahren Segen verbreiten. Manchmal erfährt man im Leben psychische Extremsituationen und typische Zeichen, dass man diese seelisch nicht mehr bewältigt, sind Schlaflosigkeit, Nervosität, vermehrtes Schwitzen, Unruhe und Konzentrationsstörungen, alles Dinge, die in der TCM einem Herz-Blutmangel, einem Herz-Yin-Mangel oder einer Herz-Hitze entsprechen können. Ich kann diese Mischungen nur allen Kollegen und Kolleginnen der Schulmedizin ans Herz legen: Sie sind einen Versuch wert, bevor man zu Psychopharmaka wie Neuroleptika oder Sedativa greift. Das Nebenwirkungsspektrum ist unvergleichlich geringer …

DIE HEILUNG DER MITTE

Wir leben in einer wunderbaren Zeit. Auch wenn es große Probleme gibt, Krieg, Krankheit, Armut, Klimawandel und Umweltverschmutzung, so war doch die Welt noch nie so klein wie heute. Noch nie waren die Menschen auf dieser Welt so miteinander verbunden. Noch nie war es so leicht, an Wissen aus den verschiedensten Kulturen zu gelangen, dieses Wissen für die gesamte Menschheit zu nutzen und ihr zur Verfügung zu stellen. Es liegt dann an jedem und jeder einzelnen von uns, dieses Wissen anzuwenden, um Veränderungen für uns selbst und die gesamte Welt zu bewirken. **Unwissenheit** wird im Buddhismus als **eine der Hauptursachen für Leid** genannt. Noch nie war es so leicht, nicht unwissend zu sein.

Gleichzeitig verliert das Wissen an Kraft. Weil man es eben an jeder Ecke findet, auf jedem Handy, Laptop und Tablet, wird es als etwas Selbstverständliches betrachtet und zu oft nicht hinterfragt.

Doch Wissen ist nur Selbstzweck, wenn es nicht gelebt wird, wenn es nicht angewandt, geübt und praktiziert wird. Zu groß ist die Versuchung, nach einem „Gegenwissen" Ausschau zu halten, um dann im Endeffekt doch nichts zu ändern, doch nicht zu handeln.

Unterm Strich müssen wir aber handeln, damit sich Wissen erfüllen kann, damit Wissen zu einer Handlung führt und damit zu einer Veränderung zum Besseren. Zu schnell finden wir uns fälschlicherweise damit ab, dass es ohnehin schon alles gibt, dass man als kleine Spielfigur des Weltgeschehens sowieso nichts ändern kann und es nichts bringt, in den großen Verlauf der Welt einzugreifen.

Doch das stimmt nicht.

Wir selbst entscheiden, wie die Welt ist. Es ist unser Citta, unser Geist, der die Welt erschafft. Das sollte Ihnen nach der Lektüre dieses Buches klar geworden sein. Wenn wir unsere Sicht der Dinge ändern, ändert sich die ganze Welt.

Dieses Buch will genau das für Sie sein: Eine **Brücke aus all dem Wissen unserer Zeit, um Sie hinüber in das Land des Glücks zu bringen.** Diese Brücke möchte dabei über den Sumpf des Leids und der Versuchung geleiten, welcher so eine magische Anziehungskraft auf uns westliche Menschen hat.

Dabei ist das Wissen uralt und begleitet die Menschheit bereits seit ein paar Tausend Jahren. Früher einmal war es gebunden an „Träger des Wissens", an Meister und Gelehrte, die in mündlicher Überlieferung die Worte der Weisheit weitergegeben haben. Man musste „jemanden kennen", der einem das Wissen nahebringt und die Weisheit übermittelt. So war es mit der ursprünglichen „Geheimwissenschaft" der Upanischaden, der alten vorindischen Texte. Der Buddha hat es ermöglicht, dass dieses Wissen für alle zugänglich gemacht wurde, diesmal auch so anwendbar, dass es jeder verstehen und nachleben kann. Teile dieses Wissens sind bereits in unserer Kultur angekommen. „Achtsamkeit" zum Beispiel ist im westlichen Wortschatz bereits fest verankert.

Gerade in unserer hochtechnisierten, rationalen Welt dürfte die spirituelle Gegenbewegung des Yoga und des Buddhismus so notwendig sein wie nie zuvor. Allein wir müssen zulassen, dass die Weisheit dieser alten Kulturen uns berührt und verändert, dass wir sie nicht auf dem Biomisthaufen des inflationären Wissens zu fruchtbarer Erde werden lassen, ohne sie aufs Feld auszubringen und Neues wachsen zu lassen.

„Sei du selbst die Veränderung, die du dir von der Welt wünschst!", hat Mahatma Gandhi uns gelehrt. Das kann ein Motto für Sie, für Ihr ganz persönliches Leben sein, und zwar ab heute für jeden Tag Ihres weiteren Lebens.

Wir leben in einer gefährlichen Zeit. Wir zerstören die Natur um uns, und glauben, dass das keinen Einfluss auf die Natur in uns hat. Wir vernichten den Atem der Welt und wundern uns, wenn wir nicht mehr frei durchatmen können. Wir betonieren die Welt zu, errichten darauf Parkplätze, parken uns auf diesen ein und sehen der Zerstörung der Welt, deren Unausweichlichkeit jeden Tag ein Stück näher rückt, in aller Ruhe zu, ohne mit der Wimper zu zucken.

Freiheit bedeutet, den eigenen Geist zu klären, die getönte Brille des Citta zu putzen und die Zusammenhänge zu sehen.

Freiheit bedeutet, aus dem manipulierten Gefühls- und Gedankenstrom des Marketings der westlichen Welt auszusteigen und die Welt zu erkennen, wie sie wirklich ist. Nur wenn Sie hinter den Vorhang der Gedanken und Gefühle blicken, die Stille und den Frieden dahinter erleben, werden Sie die Veränderung sein, die Sie und die Welt brauchen.

Und genau darum geht es: Das Erleben!

Was bringt all dieses Wissen, das Sie heute bereits auf jedem Handy zur Verfügung haben können, wenn Sie es nicht anwenden, um in sich die Veränderung, die möglich ist, zu erleben?

Das ist der Yoga-Weg, das ist der Weg des Buddha, das ist der Weg des alten China: Weisheit, die durch die konsequente Praxis und das regelmäßige Üben einen Ausweg aus dem Konsumismus des westlichen Egotrips weist.

Daher die vielen Übungen und Impulse in diesem Buch. Sie bieten Ihnen die Möglichkeit, in die Weisheit des Yoga und des Buddha einzusteigen und sie wahrhaftig zu erfahren. Was bringt die größte Weisheit, wenn Sie diese nicht erleben, wenn diese keine Konsequenz hat?

Ursache und Wirkung. Erfahrung und Handlung. Für die Welt.

„Die Heilung der Mitte" bedeutet viel mehr, als die eigene Mitte, den eigenen Verdauungsapparat zu stärken. Letzteres ist ein Anfang, um all das, was Ihnen im Leben passiert, besser verdauen zu können. Dazu gehört die geänderte Ernährung, die über ein geändertes Bewusstsein dessen, was man da eigentlich tut, wenn man Tiere isst, nicht nur den eigenen Gesundheitszustand korrigiert, sondern Einfluss auf den weiteren Lauf unserer Welt nimmt. Da gibt es so viele bisher verdrängte, weil unangenehme, Zwischenschritte in der eigenen Wahrnehmung, die sich vielleicht jetzt nicht mehr verdrängen lassen.

Die Heilung der Mitte bedeutet auch, die Stimmen der Gedanken und Gefühle im Kopf zum Schweigen zu bringen, um das eigene Selbst, die Welt und das Leid der anderen zu hören. Da können schon einmal Mittel helfen, dies zu bewerkstelligen. Man kann ja mit den einfachsten, mit nebenwirkungsfreien Mitteln beginnen, wie mit westlichen Kräutern und Kräutertees, dann mit chinesischen Kräutern, und wenn es einmal sein muss, auch westliche Medikamente verwenden, sofern Sie verantwortungsvoll verschrieben sind. Die Stille im Geist und die Klarheit der Gedanken sind ein wichtiger Schritt auf dem Weg ins Glück.

Freiheit und Klarheit im Geiste führen dazu, dass man zwangsläufig viele neue Änderungen im Leben setzt, weil der klare Blick im Inneren die äußeren Augen nicht mehr verschließen kann. Zwangsläufig ändern Sie die Welt, wenn Sie sich auf den „Weg des Glücks“ begeben.

Glück kann niemals auf dem Leid eines anderen fühlenden Wesens aufbauen. Wahres Glück, das sich freimacht von der Verblendung des Vergnügens für den Moment, das sich löst von der Anhaftung an der Gier und dem Verlangen nach ständiger Lustbefriedigung des eigenen Ich, ist der Schlüssel, das eigene Leid zu verlassen und anderen den Weg aus dem Leid zu weisen.

Wahres Glück kann nicht für sich allein existieren. Zwangsläufig bricht Ihr Ego auf und kümmert sich um andere. Wahres Glück kann man nicht wie einen Schatz unter dem eigenen Kopfkissen verstecken. Die Natur wahren Glücks ist es, ein Schatz für alle Menschen, für alle fühlenden Wesen dieser Erde zu sein.

Wenn Sie ihn also heben, diesen Schatz, so ist das niemals nur für Sie allein!

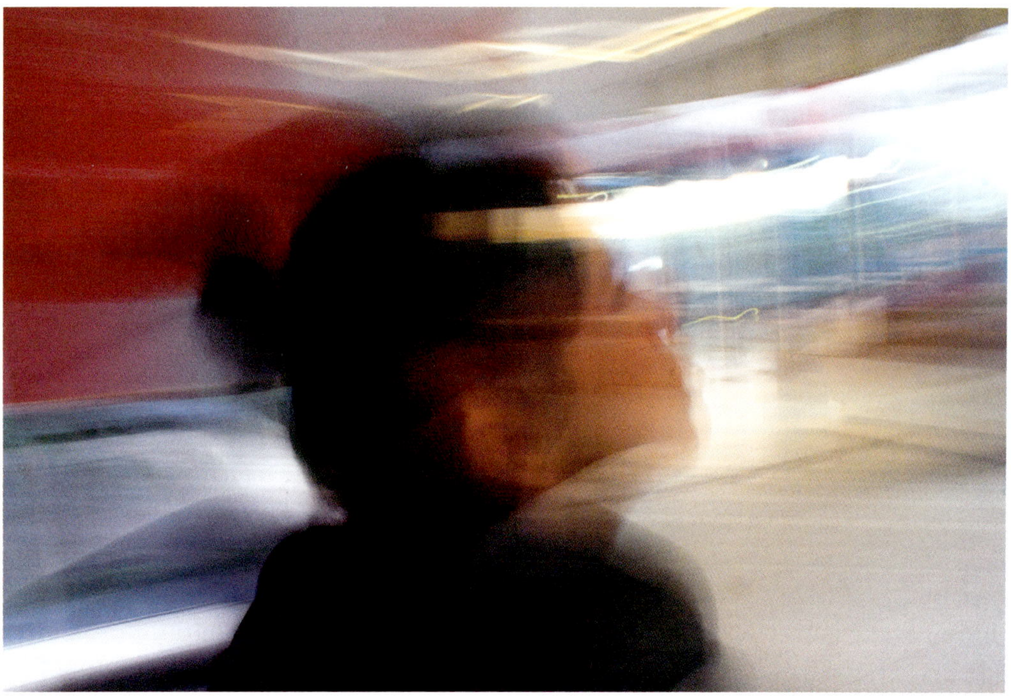

Die Heilung der Mitte bedeutet, dass Sie die Mitte unserer Welt heilen. Auch die Welt muss uns Menschen erst einmal verdauen können. Die Verdauungshilfen dafür sind liebende Güte, Mitgefühl, Mitfreude und Gleichmut. Diese wenden wir an, auf uns selbst, auf andere Menschen, auf alle fühlenden Wesen, auf unsere Welt. Keiner will Leid, keiner hat Leid verdient, ich nicht, andere Menschen nicht, andere fühlende Wesen nicht und auch unsere Welt, unsere Natur nicht.

Wenn Sie die Dinge so sehen, wie sie wirklich sind, wenn Sie von Herzen die Absicht haben, etwas zu ändern, wenn Sie Ihre Stimme erheben und das sagen, was Sie im Herzen, hinter dem Vorhang erlebt haben und danach handeln, wenn Sie Gerechtigkeit und Ehrlichkeit in Ihrer täglichen Arbeit leben und so Ihr Geld verdienen, wenn Sie sich redlich bemühen, immer wieder die Veränderung zu sein, die Sie sich von der Welt wünschen, wenn Sie darauf achten, im Moment zu bleiben, mit Ihren Gedanken dort zu bleiben, wo Ihre Hände gerade sind, und wenn Sie das Werkzeug, das Ihnen die Einsicht und die Erfahrung der Freiheit und von innerem Glück schenkt, also die

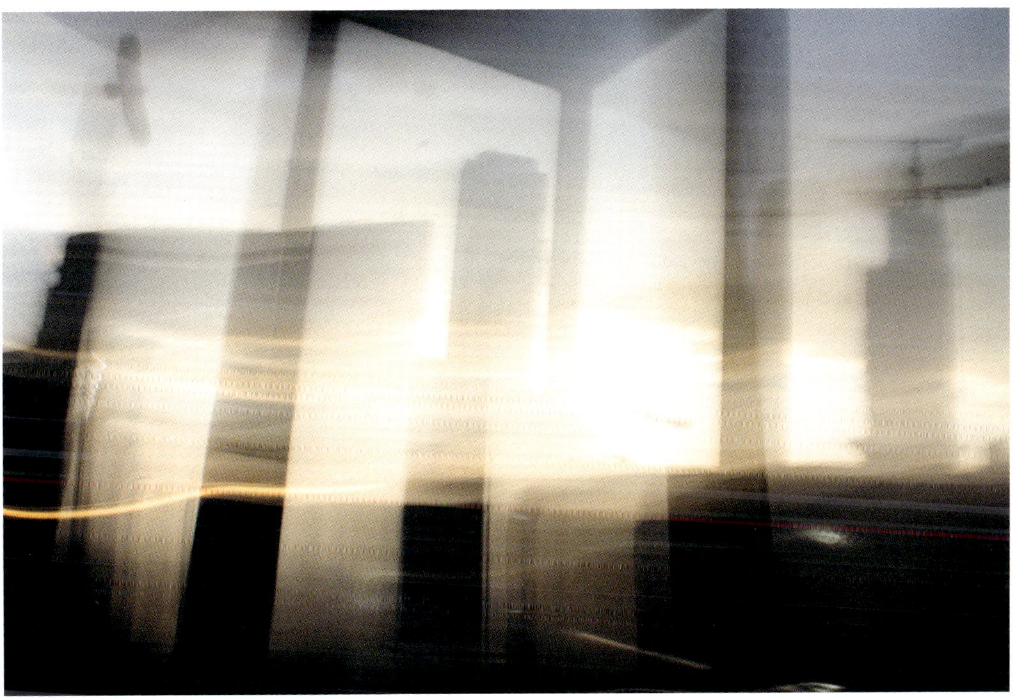

Meditation, regelmäßig anwenden, gehen Sie bereits den Pfad, den der Buddha vorgegeben hat.

Dieser Weg soll ein Werkzeug für alle Menschen sein, egal welcher Konfession, Nationalität oder Weltanschauung. Egal, was Sie im Leben noch vor sich oder bereits hinter sich haben.

Die Heilung der Mitte bedeutet, sich das Glück, das man erlebt, für alle zu wünschen.

Die Heilung der Mitte bedeutet, das Leid, das man abgelegt hat, allen fühlenden Wesen ersparen zu wollen.

Wir sind auf dem Weg, wir alle, und dürfen uns täglich von Neuem bemühen, nicht von ihm abzukommen. Wir können immer wieder auf dem Plan nachsehen, ob wir eh noch richtig sind. Wir können andere fragen oder einfach nachlesen.

So wird das Ziel für Sie und uns alle in immer greifbarere Nähe rücken – das Ziel, einfach glücklich zu sein.

Vielen Dank für Ihre Zeit!

Ihr
Georg Weidinger

Zirbitzkogel, 12. Juni 2022

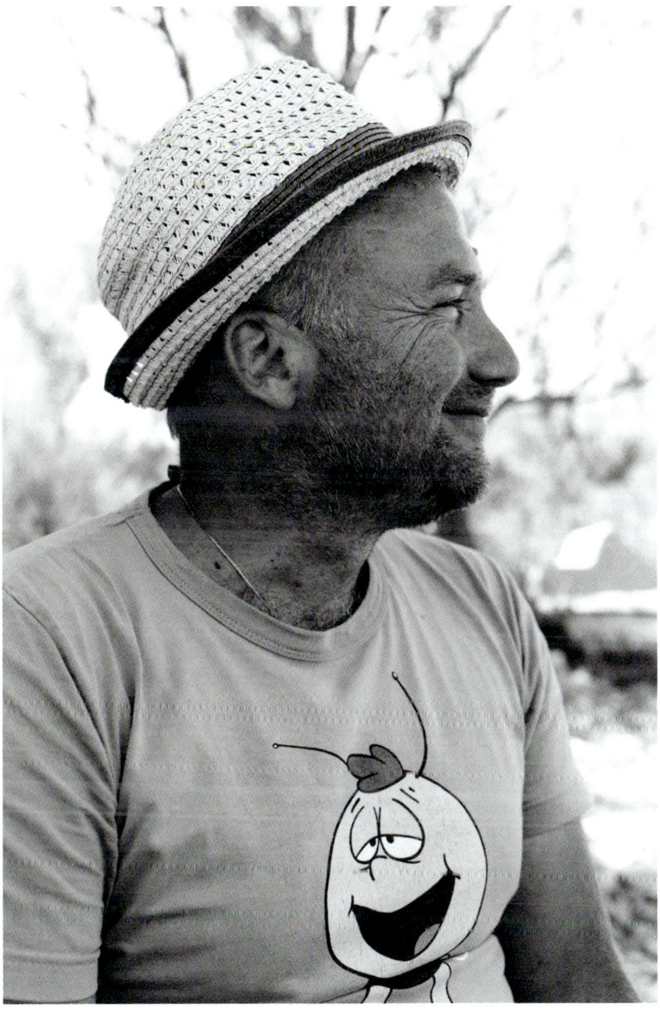

Index

In Georg Weidingers TCM-Reihe ebenfalls erschienen:

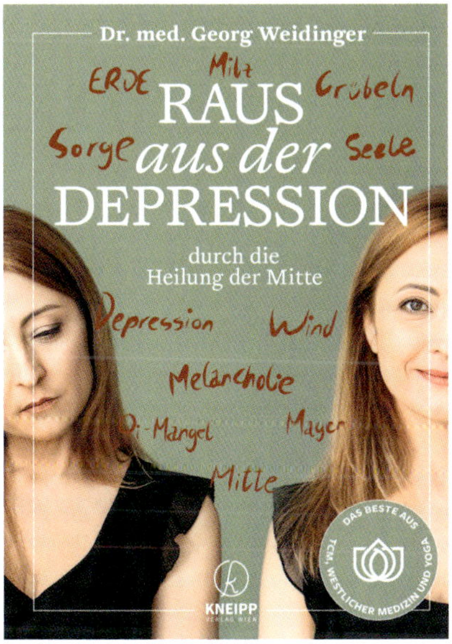

176 Seiten
ISBN 978-3-7088-0819-2

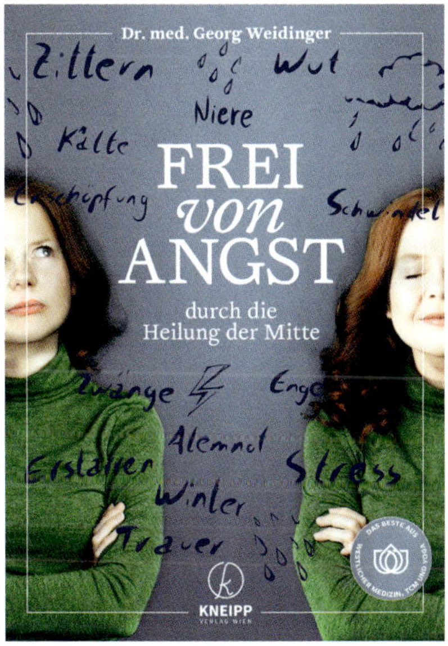

176 Seiten
ISBN 978-3-7088-0808-6

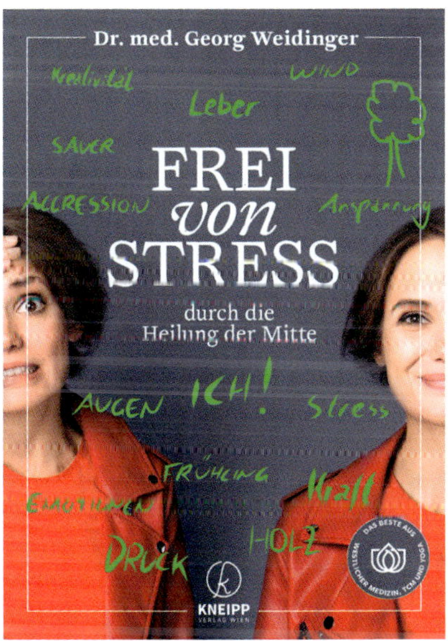

176 Seiten
ISBN 978-3-7088-0797-3

Liebe Leserin, lieber Leser,

hat Ihnen dieses Buch gefallen? Dann freuen wir uns über Ihre Weiterempfehlung! Erzählen Sie in Ihrem Freundeskreis oder bewerten Sie das Buch online.

Möchten Sie weitere Informationen zum Thema oder mit dem Autor in Kontakt treten?

Wir freuen uns auf Austausch und Anregung unter
leserstimme@styriabooks.at

ISBN 978-3-7088-0823-9

Bücher aus der Verlagsgruppe Styria gibt es in jeder Buchhandlung und im Online-Shop
www.styriabooks.at

Covergestaltung: Bureau A/O,
Anna Haerdtl und Barbara Reiter
Layout: Bureau A/O,
Anna Haerdtl und Barbara Reiter
Fotos: Georg Weidinger
Illustrationen: Georg Weidinger
Lektorat: Gernot Koller, Elisabeth Austaller
Projektleitung: Ilka Grunenberg
Projektassistenz: Kate Reiserer

Druck und Bindung: DZS Grafik, d.o.o.
Printed in the EU
7 6 5 4 3 2 1

Im Sinne einer besseren Lesbarkeit der Texte wurde meist entweder die männliche oder weibliche Form von personenbezogenen Hauptwörtern gewählt. Dies impliziert keinesfalls eine Benachteiligung des jeweils anderen Geschlechts.